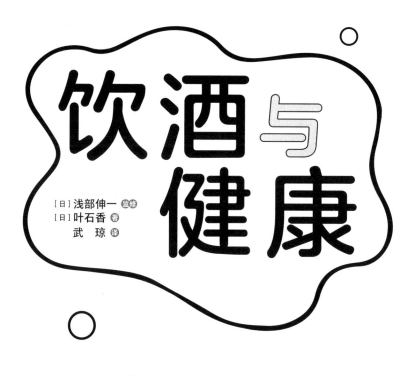

饮酒与健康

［日］浅部伸一 监修
［日］叶石香 著
武 琼 译

上海三联书店

目　录

前　言

适量饮酒可以长寿。

或许是听多了这种话的原因，爱喝酒的人对自己的健康都极度自信，我自然也不例外。

年轻时体检结果总坏不到哪里去，这么想倒也无妨。可上年纪以后，人人都开始关心 γ-谷氨酰转肽酶、甘油三酯、尿酸等各种指标。然而，却也没人肯因此而主动戒酒。

"再这么喝下去不会有事吧？"即使心中惴惴不安，可一到华灯初上，便将这些忧虑抛到脑后，"走，今天再喝两杯吧"，纷纷奔赴酒桌。

得饮美酒，的确是人生一大乐事。可人们也担心酒精损害健康，不知能不能一直喝下去。

忐忑之中喝了这么多年酒的我，决定在半百之年，写一本关于"酒和健康"的书。我虽不是医疗领域的专家，却深知爱酒人士所关心的问题，为什么不代表广大爱酒人士，就有关喝酒最普遍的疑虑，向医生和专家请教一番呢？这就是我写这本书的初衷。

许多酒友可能会说："问也没用，医生说来说去都是一句话，喝酒要适量。"的确，此话不假。不过，我请教的医生和专家大多自己也爱喝酒。换句话说，这些人能真正理解我们的爱酒之心。唯有如此，他们才可能结合自身的实际经验，教给我们一些不用戒酒也可保持健康的饮酒之道。

采访中我深有感触的一点就是，"酒既是良药，也是毒药。一切完全取决于你怎么喝。"

第3章中《"酒是百药之长"是有条件的》一节就具体阐述了"适量饮酒可以长寿"的说法并非适用于所有人。因此，我不仅不会妄下论断，说些"这样喝酒保你健康"之类的话；相反，我要直言不讳，点明喝酒的危害。或因体质不同，或因旧病在身，喝酒都有可能引发新的病症。所以，也说不定有人看完这本书后，反而不敢喝酒了。

随着采访的深入，我自己的饮酒方式也慢慢发生了变化。以前，我每晚都雷打不动要在家小酌一杯；到后来，如果哪周聚餐太多，便不再自酌。另外，我有意为自己增设"休肝日"，坚持每天早晚测量体重。总之，饮酒之余，我开始关注自己的健康问题。

虽然在外面吃饭时还是一如既往地回回喝多，可就因为对健康问题多了几分关心，我的体重减掉了3千克，体脂率降低了5%（现在我也还在减肥）。此前一直超标的甘油三酯恢复到了正常水平。

早上醒来也神清气爽、不再浮肿，身体和皮肤都比以前好了很多。

这些实实在在的身体指标的变化，让我不由感慨，听医生的话果然没错。要是还照以前那个喝法，我甚至有可能再也不能从事需要喝酒的工作了。

诸位酒友不如试试这本书介绍的饮酒方法。

喝酒若能保证适量，那自然再好不过。但是，我深知这事做起来有多难。所以，大家完全不必苛求自己，抱着"偶尔放纵一下也未尝不可"的心态一试即可。不用"死守"适量，只要"注意"适量，身体就会有所改变。

坚持一段时间后，如果某天突然感觉"哎哟，最近状态不错"，那说明身体已为你记下喝多少是适量，怎么喝不会宿醉。

此外，本书还会解答一些关于喝酒的常见疑问。比如，喝多了水肚子会胀，为什么却能喝下许多啤酒？再比如，人明明已经喝断片儿了，又是怎么回到家的？这些一定可以作为酒桌上活跃气氛的谈资，在交际应酬中为你添些魅力。

"酒不是拿来喝的，而是用来品的。"

这是因"獭祭"清酒广为人知的山口县旭酒造会长的名言。饮酒不等于买醉。为了能让美酒佳肴和亲朋好友常伴我们左右，希望大家都来读一读本书介绍的健康饮酒方法。

叶石香

第 1 章

/

值得掌握的正确饮酒方式

油炸食品下酒，可以有效预防醉酒

受访者：松岛成志

东海大学医学院

"真正的酒客吃盐下酒"，这种说法由来已久，也有不少人深以为然。

贪杯的酒客一端起酒杯便把筷子停下了。我也一样，明知这么喝肯定会难受，可是几杯酒下肚后也就顾不上吃了。

不过，光喝不吃、以酒为主的饭局，酒后会吐得七荤八素，第二天一准会宿醉。

相反，要是好好吃点东西再喝，就不至于宿醉，基本可以保证身体无碍。"吃盐下酒"虽然听来老练成熟、豪气冲天，可对自己的身体没有半点好处。想必不少读者都有过空腹喝酒后苦不堪言的经历。

那么，为了有效预防醉酒，应该吃点什么？在什么时间吃最好呢？

许多人只知道肚子里先垫些东西好，却不知道具体要吃什么。也有人说最好提前喝点牛奶，但这么做真的有效吗？

为了弄清这些疑问，我去请教了东海大学医学院的消化科专家松岛成志医生。

最为关键的是血液中的酒精浓度

对不胜酒力的人来说，了解上桌前或在饭桌上吃什么能延缓醉酒很重要。我有一个朋友，非常喜欢喝酒，偏偏酒量又很差，喝酒前一定离不开牛奶和保健食品。日本人又惯于迎合他人，酒席上硬着头皮喝酒的人想必也不在少数。

松岛医生说："要想预防宿醉和酒后不适，必须注意不能让血液中的酒精浓度上升太快。血液中的酒精浓度一旦升高，酒劲就上来了，这正是造成醉酒不适的原因。酒量差的人，酒劲一上来，就会感觉恶心眩晕；血液中酒精浓度再高些时，便会开始呕吐，站也站不稳。"

那么，怎么做才能减缓血液中酒精浓度的上升速度呢？

"酒精进入人体后，首先会被胃部吸收。不过，胃部吸收的比例只占全部酒精的5%，其余95%的酒精则由小肠吸收。小肠内壁有一种叫作小肠绒毛的突起。每个成人的小肠内分布有几百万甚至几千万个小肠绒毛。一个中等身材的成年男子，其小肠绒毛的表面积加起来大致相当于一个网球场的大小。所以，和胃部比较起来，表面积巨大的小肠吸收酒精的数量更多、速度更快。"

血液酒精浓度与醉酒程度

	血液酒精浓度	饮酒量	醉酒程度
舒爽期	0.02%—0.04%	中瓶啤酒①（1瓶） 日本清酒（1合②）	心情畅快 皮肤发红 兴致高涨
微醺期	0.05%—0.10%	中瓶啤酒（1—2瓶） 日本清酒（1—2合）	微有醉意 失去理性 体温上升
醉酒初期	0.11%—0.15%	中瓶啤酒（3瓶） 日本清酒（3合）	胆子变大 大嚷大叫 站着晃悠
醉酒期	0.16%—0.30%	中瓶啤酒（4—6瓶） 日本清酒（4—6合）	脚步踉跄 语言重复 恶心呕吐
烂醉期	0.31%—0.40%	中瓶啤酒（7—10瓶） 日本清酒（7合—1升③）	站不起来 意识不清 胡言乱语
昏迷期	0.41%—0.50%	中瓶啤酒（10瓶以上） 日本清酒（1升以上）	用力摇晃也叫不醒 大小便失禁 死亡

资料来源：酒精健康医学协会发布的《饮酒基础知识》

---

① 日本中瓶啤酒的容量为500毫升。此外，大瓶容量为633毫升，小瓶容量为334毫升。——译者注

② 日本计量单位，换算成国际单位，1合约为0.18升。——译者注

③ 日本计量单位，1升等于10合。换算成国际单位，日本的1升约为1.8升。——译者注

"酒精只要进入小肠，就会被瞬间吸收。所以，防止血液中酒精浓度急速上升（延缓醉酒）的关键，在于如何延长酒精在胃里的停留时间，从而延迟它进入小肠。"

原来只要让胃里的东西尽可能长时间地留在胃里，延迟它们进入小肠的时间就好。据松岛医生说，不同食物在胃里的停留时间各不相同。

所谓"在胃里的停留时间"，其实就是"食物吃进胃里后，从消化到排出所用的时间"。那么，在胃里停留时间较久的食物都有哪些呢？

酒桌上先吃点"带油的"

"比如说油。油在胃里完全消化需要很长时间。在胆囊收缩素（CCK）等消化道激素的作用下，胃的出口也即幽门关闭后，食物在胃里经搅拌被消化。"（参照第 91 页图示）

居然是油！确实，油容易积存，在胃里是会停留很长时间。

不同的食物在胃里的停留时间大不相同。比如，消化 100 克米饭仅需要 2 小时 15 分钟，消化 100 克牛排则耗时较久，需要 3 小时 15 分钟。油在胃里的停留时间最长，消化 50 克黄油竟然需要 12 个小时。从这些数据中我们不难看出，油在胃里的停留时间是很长的。

可是，就算油能延缓酒精的吸收，想必还是会有很多人觉得"一上来就挑油腻的吃，不大好"。

"从防止血液中酒精浓度上升过快的角度来说，首先摄入油脂是非常合理的。当然，这并不意味着要直接摄入油脂，淋橄榄油的生鱼片或海鲜、蛋黄酱土豆沙拉等很多放油的开胃菜都是不错的选择。先吃点这些带油的菜品很有好处。

"虽然可能导致积食，但炸鸡和薯条的效果也很好。这些食品更不容易进入小肠[1]。总之，要想预防血液中酒精浓度上升过快，关键在于选好下酒菜，创造不利于肠胃吸收酒精的环境。"

如果还是介意一上来就吃太油腻的菜，也可以吃点含乳脂的奶酪。

牛奶、卷心菜也很有效

喝酒前喝点牛奶真的管用吗？

"牛奶中含有近 4% 的脂肪，所以喝酒之前喝点牛奶多少还是管用的。另外，牛奶中富含的蛋白质有保护胃黏膜的功效。虽然少量牛奶形成的保护膜不足以把整个胃部都保护起来，但还是有一定效果的。"

松岛医生还说："除油脂以外，酒席开始时最好也吃点富含维生素 U 的食物，比如卷心菜等。"这些食物有什么功效呢？

"卷心菜中含有的维生素 U 能促进覆盖在胃黏膜表面的黏蛋白的形成。而黏蛋白是胃黏膜分泌的黏液的主要成分，具有保护胃黏膜、抵御细菌入侵等功效。黏蛋白层越厚，越能起到保护胃黏膜的作用。所以，摄入维生素 U 可以保护胃部少受酒精刺激。此外，维生素 U 也可以减缓人体吸收酒精的速度，虽然效果可能不大明显。研究人员通过对老鼠进行实验发现，维生素 U 大约在摄入 1 小时后发生功效。"

这么说来，一些烧烤店先给客人上味噌汤和蛋黄酱，再搭配一盘生卷心菜的做法是很合理的嘛。说句题外话，维生素 U 并未被正式归

---

[1] 虽然先吃些含脂肪的下酒菜确实有好处，但也要注意，这些食物热量很高，不宜吃太多。

入维生素类成分。可是，维生素 U 对肠胃健康有益早已是人尽皆知的事实，有些肠胃药甚至直接拿维生素 U 来命名。不过，吃卷心菜最好生吃。①因为维生素 U 易溶于水，非常怕热。

除卷心菜以外，西兰花、芦笋当中也富含维生素 U 成分，很适合做下酒菜。此外，松岛医生还推荐了大豆、山药、秋葵等一些黏性食材。

牛磺酸、芝麻素可以预防酒后不适

现在我们已经知道哪些食物可以延迟醉酒（即不让血液中的酒精浓度上升太快），那么酒后又该怎样做才能尽快降低血液中的酒精浓度，以预防酒后不适、消除宿醉呢？

"补充一些能促进酒精代谢的物质即可。"松岛医生如此说。

"喝完酒后，升高的血液酒精浓度虽不可能立刻降下来，但我们可以摄入一些有助于肝脏代谢的物质。比如，章鱼、墨鱼中含有的牛磺酸，葵花子、大豆中含有的 L- 半胱氨酸，芝麻中含有的芝麻素等等。

"当然，补充水分也是必不可少的。由于酒精具有利尿作用，喝酒以后，人的排尿量会增加，很容易出现脱水症状，所以不仅是在酒后，喝酒的同时也要多喝水。电解质可以有效保存人体内的水分，所以酒后喝些电解质饮料也很有用。"

---

① 卷心菜容易让人有饱腹感，有助于控制食欲，并且能为人体补充水分，不过要注意沙拉酱不宜放太多。

这样在饭前、饭中、饭后不同时间段吃哪些食物上花点心思，我们便能摆脱令人苦不堪言、悔不当初的宿醉。

可是，人体分解酒精的能力都有限度。如果超出限度，再怎么精挑细选下酒菜，也还是会引起宿醉。所以，喝酒还是要注意不能过量。

怎么才能不宿醉?

受访者: 浅部伸一

自治医科大学附属埼玉医疗中心

避免宿醉的一个大前提就是不能喝多。估计很多人会说,道理我都明白,可酒意一上来就忘得一干二净了。人人都想摆脱宿醉之苦,那么接下来我们就看看有什么方法可以预防宿醉。

"宿醉的原因基本都是饮酒过量,超出了人体的处理能力。所以了解自己的酒量非常重要。"肝病专家浅部伸一医生这样说道。

顺便说一下,宿醉是指喝完酒的第二天,体内残留的酒精或酒精代谢物引起的身体不适,通常会伴随头痛、恶心等多种症状。

喝杂酒的危险在于你不知道自己喝了多少

"喝杂酒(不同种类的酒混着喝)尤其危险。因为不同度数的酒一股脑灌进肚子里后,你极有可能会不知道自己的酒精摄入总量。"

比如，酒桌上经常先喝啤酒，喝高兴了换成清酒，到最后更是拿烧酒或者加冰威士忌收尾。这种组合实在是糟糕透顶。人在喝清酒的阶段已经摄入了大量酒精，如果再喝下40度以上的威士忌，尽管解酒能力因人而异，基本也会超出肝脏的处理能力。浅部医生说："现在可能不多见了，但以前有段时期，迎新会、欢送会上还非常流行一口闷，简直丧心病狂。"

"一口闷使人在短时间内摄入大量酒精，极易超出人体的处理能力。如果肝脏来不及处理酒精，就会造成酒精和乙醛（酒精的代谢产物）在体内大量累积，进而导致昏迷甚至死亡。"

真到这种地步就不是宿醉那么简单了。那么，肝脏代谢酒精需要多长时间呢？

要想算出这个时间，首先得知道自己摄入的"纯酒精量"。纯酒精量就是酒中乙醇的含量，通过"酒的度数÷100×饮酒量（毫升）×0.8（乙醇比重）"即可求得。

据说，肝脏大小与体重成正比，人体1小时可分解的纯酒精量（克数）约等于"体重（千克数）×0.1"。那么，一个体重50千克的人在1小时内大约可以分解5克纯酒精。折算成不同种类的酒，相当于四分之一瓶中瓶啤酒，四分之一杯双份威士忌。所以，做好自我保健的第一步就是准确地知道自己的酒量。

纯酒精量的计算公式

$$
\begin{array}{c}
酒的度数 \\
\div 100 \times 饮酒量（毫升） \\
\times 0.8（乙醇比重） \\
= 纯酒精量（乙醇量）
\end{array}
$$

混饮不同种类的酒时，可以分别进行计算，最后再求和。

喝酒之前胃里先垫点东西

"空腹喝酒会加速肠胃对酒精的吸收，增加宿醉的风险。因此，喝酒之前肚子里最好先垫点东西，这样就可以减缓酒精的吸收速度，从而达到预防宿醉的效果。"

浅部医生说，奶酪是喝酒前垫胃的不二之选。因为奶酪中的蛋白质和脂肪不易消化吸收，在胃里停留时间较长，所以可以减缓酒精的吸收速度。

另外，"固体食物进入胃里会产生饱腹感，有助于减慢喝酒的节奏。"虽然对爱酒人士而言，空腹畅饮啤酒可谓无与伦比的幸福，但是如果不想宿醉，还是要培养"喝酒前吃点东西"的习惯。

富含蛋白质的护胃食品——纳豆

喝酒时还要选对下酒菜。通常我们都会选择应季食材或者饭店里的推荐菜品下酒，根据菜品所含成分来选择下酒菜，可以极大地减轻宿醉的痛苦。浅部医生说，富含蛋白质、维生素 B_1 和膳食纤维的食物最适宜下酒。

蛋白质

蛋白质进入人体后，在小肠内被分解成氨基酸，经吸收后最终被运送到肝脏。氨基酸能促进肝脏解毒、酒精代谢等，具有改善肝功能的功效。我们可以吃些猪肉、牛肉、鸡肉等来摄入动物性蛋白质。如果介意高热量高脂肪的食物，也可以吃点大豆来摄取植物性蛋白质。其中，浅部医生本人最推荐的是纳豆。

"纳豆中含有丰富的蛋白质自不必说，它特有的黏性物质还有保护胃黏膜的功效，可以减轻喝完酒后第二天胃部的不适。"

维生素 B_1

其次是维生素 B_1。要想尽早排出体内残留的酒精和糖，B 族维生素必不可少，尤其是维生素 B_1。

"人体在分解酒精时需要消耗大量维生素 B_1。维生素 B_1 是糖代谢、能量生成过程中必不可少的营养素。而大量摄入酒精极易导致维生素 B_1 缺乏，使得喝酒后的第二天异常疲惫。所以喝酒时和喝酒后都应该有意识地摄入一些维生素 B_1。"

含维生素 B_1 的食物有猪肉、鳗鱼、咸鳕鱼子等。搭配吃点大蒜、洋葱效果更好，因为大蒜、洋葱辛辣气味的主要成分——大蒜素能够促进维生素 B_1 的吸收。

膳食纤维

还有膳食纤维。"膳食纤维是一种不可消化、能够进入大肠的食物成分。它和奶酪一样，由于在肠胃内停留时间较长，所以能减缓人体吸收酒精的速度。"浅部医生如此说道。开喝之前，吃点凉拌青菜、沙拉也非常有用。

含膳食纤维的下酒菜还有牛蒡丝、萝卜干等从前吃惯了的"家常小菜"。这些简单的小菜也可以多吃些。

喝酒时要勤补充水分

浅部医生还叮嘱道："喝酒时一定要多喝水。"

"喝水有稀释肠胃内酒精浓度的效果。而且，酒精具有利尿作用，人喝酒后容易出现脱水症状，所以，为了预防脱水喝酒时也要多喝些水。"

日本酒造组合中央会①就建议人们在喝清酒时要多喝水。据说，"摄入水分和酒精等量"是最理想的。爱酒人士中不乏把啤酒当成酒后饮品的猛将，但酒精加酒精只可能进一步加剧脱水的症状。

上文虽为大家介绍了多种预防宿醉的措施，但也不是说只要照做就一定不会宿醉。

---

① 日本清酒行业协会。——译者注

"边吃边喝，保证蛋白质、脂肪、膳食纤维、维生素等均衡摄入的同时，还需要轻酌慢饮，视当天的身体情况决定喝多少，才能有效预防宿醉。"浅部医生这样说。

　　"边吃边喝"虽然是很基本的常识，可绝大多数人一喝起酒便停下了筷子。酒不能光"喝"，还应与美食搭配来"品"。记住这点，也能极大地减少宿醉。

清酒有助于改善生活方式病？[1]

受访者：泷泽行雄

秋田大学名誉教授

现在日本正掀起一股空前的"清酒热潮"。其中，尤以纯米酒、纯米吟酿清酒受大众欢迎，年产量同比增长高达 109.4%—120.1%。[2]

新政（秋田）、十四代（山形）等知名品牌的清酒甚至一瓶难求。近来，日本各地还纷纷在周末举办清酒节，其火热程度可见一斑。

我主办筹备美酒活动多年，前些年却也从未见过这番盛况。爱酒人士当中，女性变得越来越多，今年清酒一号大奖赛[3]来到现场的女性就占到了总人数的一半以上。

在女性引领时代风潮的当今社会，清酒想必也会越来越受欢迎。

---

[1] 指因为不良生活习惯的亚健康状态和相关疾病，又称生活方式病。——编者注

[2] 数据来自日本国税厅发布的 2014 年酿酒年度报告。

[3] 一种清酒评选比赛，每年在日本京都古老的酒神神社松尾大社举办，全国各大清酒品牌汇集一堂，由到场的清酒爱好者试饮投票，决出获得"清酒一号大奖"的清酒。——译者注

不过，说起清酒对健康的影响，却是另一番光景。人们总习惯性地把清酒当坏东西。

"清酒含糖量高，所以，患糖尿病、高血压的人还是喝烧酒为好。"想必不少人对这种说法深信不疑，还有人称"这可是医生说的"……

听到街头巷尾这些煞有介事的传言，每日与清酒相伴的我不免有些心虚。不过，我最爱的清酒被当成坏东西，更多的还是心痛。

那清酒对健康究竟有益还是有害呢？为了弄清楚这个问题，我去请教了秋田大学的名誉教授，也是清酒的资深爱好者——泷泽行雄老师[1]。泷泽老师研究清酒与健康的关系多年，还著有《一天两合清酒之养生法》（柏书房株式会社出版）等书。

见到泷泽老师后，首先让我大吃一惊的是她的皮肤。泷泽老师虽然已经84岁高龄，可她的皮肤却仍然闪着光泽，不见一块老年斑，不仅脸上没有岁月刻下的皱纹，双手和手臂内侧也很紧致，看得我都出神了。泷泽老师说："我每天都会喝1.5—2合清酒。"莫非清酒真的有养颜功效？太神奇了……

清酒魔力背后的秘密——丰富的氨基酸

清酒有健康功效吗？我开门见山地问道。

"清酒中含有许多富有营养价值的微量成分。这些微量成分中的活性物质有抗氧化、抑制血液凝固、抗癌等作用，可以有效预防生活习惯病。所以，每天'适量'喝点清酒对健康是有好处的。"我没想

---

[1] 秋田大学名誉教授，医疗法人财团青叶会理事，玉川老年保健护理院院长。

到，会得到如此鼓舞人心的答案。

"清酒中含有氨基酸、有机酸、维生素等120多种营养成分。清酒中的氨基酸含量远超其他酒类，像烧酒、威士忌这些蒸馏酒是不含氨基酸的。因此，氨基酸才是日本清酒健康功效的关键所在。"

氨基酸被称为"生命之源"。清酒中含有许多人体自身无法合成的必需氨基酸，比如赖氨酸、色氨酸、亮氨酸、异亮氨酸等。此外，清酒中非必需氨基酸的含量也很均衡，比如运动时为机体提供能量的丙氨酸、对人体内分泌和循环系统有调节作用并能刺激生长激素分泌的精氨酸、维持人体免疫机能并对消化道有保护作用的谷氨酸等。尤其值得关注的是清酒中两个以上氨基酸形成的肽[1]的含量。清酒当中，要数不添加任何食用酒精的纯米酒的肽含量最高（参照下面图表）。

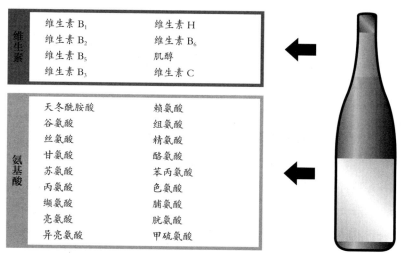

清酒中含有丰富的氨基酸，而且含量远超其他酒类，清酒的健康功效就源于此。

---

[1] 由两个或以上氨基酸脱水合成的有机化合物，人体内的多种活性物质都以这种形式存在。——编者注

清酒中的肽含量

	肽含量（毫克／升）
纯米酒[①]	6.89
本酿造酒[②]	6.12
普通酒[③]	5.68

（北本胜彦等，1982）

"糖尿病人不能喝清酒"早已是过去时

"清酒中的活性肽能够改善糖尿病患者对胰岛素的敏感度，降低高血压、动脉硬化等心血管疾病的风险。'糖尿病人要远离清酒'早已经是过去时。如今，日本糖尿病学会都允许血糖控制良好且无并发症的糖尿病患者每天摄入 1 合（换算成纯酒精约为 20 克）左右的清酒。"

据泷泽老师说，"除肽以外，清酒中所含的精氨酸对治疗糖尿病也有作用"。素有"国民病"之称的糖尿病，是一种因胰岛素分泌或作用不足而引发的血糖值持续偏高的疾病。糖尿病患者的饮食控制十分严格，含糖量高的清酒更是被视为大忌，为什么如今却说"糖尿病患者要远离清酒"是过去时呢？可能很多人都是第一次听到这样的说法。

---

① 即纯米酿造酒，仅以米、米曲和水为原料，不加食用酒精。——译者注
② 加有食用酒精，但加入量低于普通酿造酒，属中档清酒。——译者注
③ 在原酒液中兑入较多的食用酒精，1 吨原料米的醪液添加 100% 的酒精120 升，属低档的大众清酒。——译者注

虽然在饮酒量上有所限制，但对于忍耐多年滴酒不沾的糖尿病患者而言，这无疑是个天大的好消息。而且，可喜的是，泷泽老师还告诉我们，清酒中的氨基酸对以糖尿病为首的所有生活习惯病的症状都有改善功效。

"由谷氨酸、半胱氨酸、甘氨酸组成的三肽（谷胱甘肽）具有抗氧化作用，能够有效调节动脉硬化的诱因之一——胆固醇的代谢，从而起到预防心绞痛、心肌梗死等缺血性心脏病的功效。已有相关的队列研究[1]表明，适量饮用清酒能有效预防生活习惯病，也适用于糖尿病的预防。"

清酒还能增强学习记忆能力

只要保证适量，清酒可谓名副其实的"百药之长"。而且，清酒对于伴随年龄增长出现的许多症状也有改善功效。比如，与衰老、老年痴呆症如影随形的记忆障碍。

"人的学习能力是通过大脑中'加压素'的神经传导效应实现的。如果这种神经递质不能正常发挥作用，就会造成记忆障碍。而这很可能与老年痴呆症的发病有关。目前已经证实，日本清酒中发现的多肽（脯氨酰内肽酶特异性抑制剂）广泛分布在大脑中时，可以起到调节加压素的作用，从而增强学习记忆能力。"

据说，日本清酒中存在的多肽在欧美也引发了热议。

---

[1] 一种常用于医学领域的观察性研究方法。——编者注

日本西部地区的肝硬化、肝癌患者更多

　　泷泽老师就肝硬化、肝癌与饮酒的关系发表过一项非常有趣的研究结果。一般认为，肝硬化、肝癌多发于饮酒过量人群，可如果分地域来看肝硬化、肝癌的死亡率，会发现二战后有个趋势是日本西部的肝硬化、肝癌死亡率偏高，日本东部则偏低。

　　下图是 1969—1983 年开展的一项追踪调查得出的日本各都道府县男女肝硬化死亡率分布图。肝癌死亡率的分布也有相同的趋势。从常喝的酒的种类来看，日本西部喝烧酒较多，日本东部则喝清酒较多。

日本各都道府县男女肝硬化死亡率（标准化死亡比）

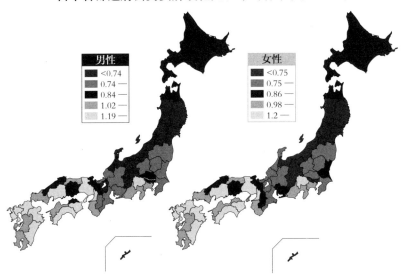

标准化死亡比是比较不同年龄结构人群整体死亡水平的指标。数值越大，死亡率越高。
（泷泽等，1984）

据泷泽老师说，"日本西部地区，男女的烧酒消费量都很大，而在日本东部地区，清酒消费量更大。二战以来，这种地域性差异一直存在。所以，虽然不能排除有其他因素①的影响，但饮酒种类不同也可能是造成这种趋势的一大原因"。

清酒能抑制癌细胞增殖

泷泽老师还通过实验证实，清酒中含有的微量成分具有抑制癌细胞增殖的作用。实验方法是把秋田县产的纯米酒（未经加热处理的原酒）加入到人类膀胱癌、前列腺癌、子宫癌等癌细胞当中，培养24小时后，观察癌细胞的变化。结果显示，加入稀释64倍的清酒时，超过90%的癌细胞凋亡或坏死；加入稀释128倍的清酒时，超过50%的癌细胞凋亡或坏死。

"用威士忌、白兰地等蒸馏酒做同样的实验时，却没有观察到和清酒实验相同的结果。蒸馏酒和清酒这种酿造酒最大的区别在于是否含有氨基酸。因此，我们有理由认为，发挥关键作用的其实是清酒中含有的低分子量氨基酸。而且，实验也证明，清酒中所含的氨基葡萄糖能够提高自然杀伤细胞的活性，而自然杀伤细胞是具有抗癌性的。"

---

① 有研究指出，日本西部丙型肝炎罹患率高也可能是该地区肝硬化、肝癌患者较多的原因之一。因为酒精对丙肝患者的危害尤其严重。另外，1984年时尚未发现丙型肝炎病毒。

每天喝多少才算适量呢？

清酒对癌症、痴呆症、糖尿病等各种困扰现代人的疾病症状都有改善功效。如此看来，爱喝清酒的人一定能有一个健康快乐的晚年。

"可是，清酒也不能敞开了喝。把握好度非常重要。千万不能过量。"泷泽老师再三叮嘱道。

那么，喝多少才最理想呢？

"保持健康的要诀是每天只喝1—2合清酒。拿我自己来说，不用设置休肝日，只要保证每周饮酒总量平均到每天不超过2合即可。另外，日本酒精健康医学协会也指出，每天的适度饮酒量是2合左右。"

泷泽老师自己不设休肝日，每天晚上喝1—2合纯米酒。此外，要想享受清酒的健康功效，做到"边吃边喝"和"微醺即停杯"也非常重要。

早在贝原益轩的《益轩十训》一书中，就提到了清酒的许多功效。但是万事过犹不及，饮酒切记不可过量。

不害怕吗？酒精可能引起脑萎缩

想不起某个人的名字，写不出很简单的汉字，忘记要做什么事情……我们在日常生活中难免会忘东忘西。没有饮酒习惯的人或许可以轻描淡写地把它归结为"上了年纪"，可嗜酒如命的酒友每逢此时都会隐隐感到不安。这种不安多来自对"过量饮酒会导致大脑机能衰退"的担心。

酒精果真是蛛网膜下腔出血、脑梗死、痴呆症等脑部疾病的高危诱因吗？带着这些疑问，我去采访了自然科学研究机构国家生理科学研究所的柿木隆介老师。

嗜酒的人大脑容易萎缩

一般认为，除去因酒精摄入过量引发生活习惯病进而造成脑梗死等脑血管疾病、经常大量饮酒导致酒精依赖症之类的情形以外，只要保证适量，酒精对大脑的直接危害并不是很大。然而，观察经常喝酒的人的大脑发现，与不常喝酒的人相比，他们的脑萎缩程度远超出同龄人的水平。

也就是说，酒精使得大脑变小了！

脑萎缩是一种不可避免的老化现象。人的大脑会从 30 岁左右开始衰老，主要是由于大脑神经纤维的聚集区域——脑白质病变而发生萎缩。

脑萎缩典型的主观症状之一就是记忆力低下，严重者甚至会发展成痴呆。

人脑本就会随着年龄增长而萎缩，"酒精则会加剧大脑萎缩。通过对比同一年龄段'饮酒者'和'不饮酒者'的 MRI（核磁共振检查）影像可以发现，前者大脑比后者萎缩了约 10%—20%。而且，前者脑内充满脑脊髓液的双侧侧脑室扩大尤其明显。脑部整体萎缩，就会使得侧脑室扩大。"柿木老师说道。

那么，酒精具体会对大脑的哪些部位产生严重影响呢？

"比如，痴呆、阿尔茨海默病等脑萎缩引发的疾病，其实是由于主管记忆的海马体、管辖理性的前额叶以及负责语言识别和视听处理的颞叶等特定部位萎缩造成的，酒精却会造成全脑萎缩。近来有研究发现，饮酒量与脑萎缩程度呈正相关关系，饮酒史越长，脑萎缩程度越严重。它与是否设有'休肝日'，饮酒频率如何，喝的是蒸馏酒还是酿造酒全无关系，而'终生饮酒总量'却对脑萎缩程度有很大影响。也就是说，喝的酒越多，脑萎缩的程度越严重。可怕的是，人脑中的神经细胞一旦遭到破坏，就不可能像其他器官中的干细胞一样再生（有部分例外），再不可能恢复到原来的水平。"

此外，柿木老师还介绍道，"有研究表明，经常大量饮酒的高龄男性与不大喝酒的男性相比，前者患老年痴呆症的风险是后者的 4.6 倍，患抑郁症的风险则是后者的 3.7 倍。"

关于酒精终生摄入量和脑萎缩程度之间的关系，学术界虽然还没有明确的结论，但过度饮酒可能增加脑部疾病的患病风险却是不可否认的。

酒精不可能锻炼大脑

明知过量饮酒会增加患痴呆症、抑郁症的风险，可很多人还是戒不了酒。"喝酒一定程度上能够锻炼肝脏，那它对大脑是否也有一样的'锻炼效果'呢？"我向柿木老师问道。

"作为一名脑科学家，我得负责任地告诉你，非常遗憾，即使增加饮酒频率，大脑也不可能像肝脏一样得到锻炼。要是真有能够锻炼大脑的方法，我这么爱喝酒，自己也想知道啊（笑）。从生理学的角度来说，酒精对大脑而言只可能是毒药。"

一听说"毒药"两字，我不禁有些害怕。可话说回来，化学合成的药物也是一种毒药啊。而且，日本自古就有"酒为百药之长"的说法。酒对大脑真的有百害而无一利吗？

下页的走势图可能会给我们带来"一线光明"。一项调查饮酒量与罹患痴呆症风险之间关系的研究发现，适量饮酒（每周喝 1 到 6 瓶）人群患痴呆症的风险是最低的。

换句话说，毒与药只一纸之隔。这意味着只要拿捏好分寸，酒精对大脑而言，也有成为"百药之长"的可能性。

脑萎缩是一种不可避免的正常老化现象

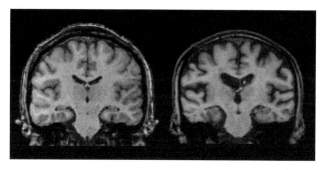

以上是 25 岁男性与 78 岁男性的脑部对比图。从中可以看出，随着年龄增长，中央的脑侧室扩大，而大脑整体却缩小了。人脑会在 30 岁左右达到巅峰状态，之后开始逐渐萎缩，每天减少约 10 万个神经细胞。只观察 60—65 岁的 MRI 影像，也能清晰地观察到大脑的萎缩。

（照片来源：公益财团长寿科学振兴财团健康长寿网《脑形态的变化》）

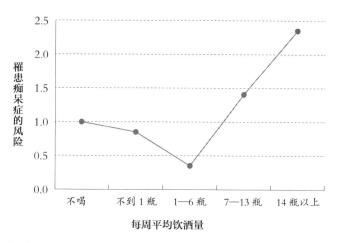

该项队列研究以 65 岁以上的 3660 名男女为研究对象，在美国 4 个地区展开。研究对象在 1992—1994 年做 MRI 检查后，在 1998—1999 年再次进行相同检查。结果发现，若以"完全不喝酒的人"患痴呆症的风险为 1.0，那么每周喝 1—6 瓶啤酒即适量饮酒人群患痴呆症的风险是最低的。（JAMA；289.(11)，1405-1413，2003）

喝酒只要适量，便不用太过担心

"酒精确实会使大脑萎缩，但是，只要负责记忆的海马、维持身体平衡的小脑等脑内重要区域没有发生突然病变，就不会影响到正常生活。所以，如果能给自己立下规矩，保证适量饮酒，除了大脑会有些许萎缩之外，也不需要太过担心。"

柿木老师说他自己也是个大酒鬼，为了避免喝多还想出个办法，那就是让家人在约好的时间开车来接自己。

即使还想"再喝一点"，家人来接，便也只好回家了。

为了保证健康的同时，能与美酒相伴一生，我们一定要时刻保持理性，在"还想再喝一杯"时果断停杯。这就是不会对大脑和身体造成负担的饮酒之道。

第 2 章

/

做好自我保健，不当酒的手下败将

烟酒嗓罪不在酒，得小心 KTV

受访者：楠山敏行

东京嗓音诊所

年底整日流连于酒桌之间，通宵达旦地开怀畅饮，第二天却发现声音沙哑，甚至出不了声。这样的经历，相信很多人都有过。

即使不是长年混迹于夜场的陪酒女郎，许多爱喝酒的人也都有一种颇为独特的"烟酒嗓"。注意到这点的应该不只我一个人。不少人以为"烟酒嗓"是酒精灼伤喉咙所致，也就是所谓的"酒精会造成声带受损"。

从医学角度来看，是否真的存在流传甚广的"酒烧喉咙"一说呢？为此，我特意去请教了东京嗓音诊所品川耳鼻喉科的楠山敏行院长[①]。

[①] 东京嗓音诊所品川耳鼻喉科院长，国立音乐大学音乐学院外聘教师。

烟酒嗓，其实罪在吸烟

"或许是因为喝高度数酒时，喉咙常有一种火辣辣的灼烧感，人们便把喝酒后声音嘶哑归结为'酒烧喉咙'。其实，酒精对声带并没有直接影响。与声音嘶哑直接相关的主要是吸烟。来我们诊所看病的患者无一例外都是如此。"

传遍大街小巷的"酒烧喉咙"居然不是真的！既然已经知道声音嘶哑是吸烟所致，那么接下来我们就看看吸烟是如何影响声带的。

"声带位于会厌和气管间的喉头部位。发声的动力源是呼出的气流。两侧声带闭合，引起声带黏膜振动便发出了声音。吸烟会引起声带血管收缩，造成血液循环障碍，加上低温烫伤，便会使得声带肿胀变形。这就好比弦乐器的琴弦松松垮垮，出来的声音自然是嘶哑的。加之，吸烟还会助长干燥，吸烟便会将喉咙置于极其恶劣的环境当中。"

烟民一喝酒，抽烟就会更凶。楠山医生指出："虽然一时的声音嘶哑不足为虑，可如果烟瘾太大，声带长期肿胀，却可能导致双侧声带发生水肿，增加患声带息肉的风险。"

从反映健康与吸烟关系的"布林克曼指数"来看，如果吸烟20年、每天平均10支，声带息肉的患病率会陡然增加。这比吸烟20年、每天平均20支烟民患喉癌的风险还要高。

声带息肉的主要症状是音调变低、声音嘶哑。病情较轻时通过戒烟即可改善，一旦恶化就需要手术治疗，切除声带黏膜下的水肿组织。

要想有一副好嗓子，就必须戒烟。吸烟对喉咙没有一点好处自不必说，即使自己不吸烟，在酒桌上也免不了会吸些二手烟。建议大家平常多关注一下自己的发声方式和喉咙状况。

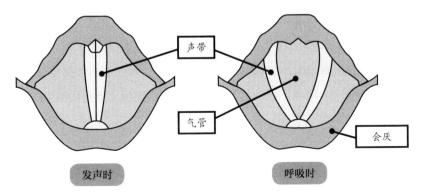

| 声带 |
| 气管 |
| 会厌 |

| 发声时 | 呼吸时 |

声带闭合时，气流引起声带振动从而发出声音。吸烟、干燥、衰老等因素会导致声带无法很好地振动，使声音变得低粗嘶哑。

反流性食管炎也会损伤声带

虽然咽喉科专家告诉我们，声音嘶哑是吸烟所致，可是，只喝酒不吸烟的人声音也会嘶哑，这又怎么解释呢？

我身边有许多不吸烟的酒友，常常在一夜狂饮后，第二天叫嚷"嗓子不舒服""说不出话""嗓子哑了"。酒后的咽喉不适与酒精之间是否存在某种因果关系呢？

酒后声音嘶哑的罪魁祸首并非酒精，而有另有原因。

"首先，可能是经常饮酒引起的反流性食管炎（呈强酸性的胃液或胃里没消化完的食物反流入食管引起的食管炎症）所致。在酒精的刺激下，阻止胃内容物反流的肌肉张力下降，胃酸分泌增多，不仅损伤胃黏膜，也会对声带造成不良影响，导致声音嘶哑。"

说起来，喝完酒后确实经常感觉直泛酸水……真没想到，反流性食管炎不仅会对胃部和食管产生影响，而且还会影响到人的声带。

"其次，还有可能是饮酒引起体内缺水，致使声音变哑。因为酒精会抑制抗利尿激素①的分泌，所以人在饮酒后排尿量通常都会增加，感觉身体脱水、喉咙干燥。另外，酒精进入血液后，还会从细胞当中夺走水分。正常情况下，女性说话时声带每秒振动 200—250 次（男性每秒振动 100—120 次），但喉咙过度干燥时，声带不能很好地振动，就会影响发声。用嗓过度引起的声音嘶哑，也是干燥造成的。顺便说一句，如果从下酒菜中摄入过多盐分，也会引起声带肿胀，声音嘶哑。"

听完楠山医生的这番话，想必大家已经明白酒后嗓子不适的缘由了。可据楠山医生说，还有一个更严重的原因会引起声音嘶哑，那就是"喝酒后唱卡拉 OK"。喜欢唱歌的酒友得注意了。

酒足饭饱之后，再转战 KTV 吼两嗓子，宣泄宣泄一段时间以来心中的积郁……这想必是很多酒友的一大乐趣。

酒后 K 歌，最忌又唱又跳

"酒后卡拉 OK 对声带有'三大潜在危害'。首先，'硬唱自己唱不上去的高音'，会对声带造成极大损伤。其次，'边唱边跳'，运动会使呼吸量增加，大声唱歌又会引起干燥——因此，对声带来说，边唱边跳就意味着双重伤害。这时，如果再喝口酒润润嗓子，抗利尿激素分泌减少，就会进一步加剧体内的水分流失。最后是'大声说话'。

---

① 促进肾脏对水的吸收的激素。抗利尿激素分泌增多时，肾脏对水的吸收增多，排尿量减少；反之排尿量增加。——编者注

KTV里音乐声大，聊天往往需要比平常更大声，这也会增加声带的负担。而且说话太多时需要用嘴巴呼吸，声带就会更干燥。顺便提一句，用嘴呼吸时，空气吸入量是鼻呼吸的六倍还多。"

喝到兴头上时，人们往往会点些带舞蹈动作的时下热门歌曲。一个人唱、其余人跟着跳的场景绝不少见。顺便再提一句，许多健美操教练都患有诸如"声带小结"之类的疾病，就是因为他们既要一直做动作还要不断说话，运动和发声给声带造成了双重损伤。

如果非常在意酒后声音变哑，是否有办法可以避免呢？

声音嘶哑超过一个月的话，最好去做内窥镜检查

"很遗憾，声带是无法锻炼的。随着年龄的增长，细胞储水能力会逐渐下降，因此，声音变低在一定程度上是不可避免的。从这个意义来讲，就算是为了预防干燥，饮酒也得保证适量。在酒桌上一定要勤喝水。只是如此，也可以使呼吸道分泌黏液增多，避免声带过于干燥。如果连日喝酒，就尽量不要大声说话，并控制好酒量。嗓子不适超过一个月的话，最好尽快去看耳鼻喉科医生，做个内窥镜检查。"

每逢年会季，总有人会把声音搞得沙哑不堪，影响正常工作。我们虽然已经知道所谓的"酒烧喉咙"其实并不存在，但也不能太肆无忌惮。希望你能提高警惕，拦下那个每次喝完酒后嚷嚷着要转战KTV的自己。

喝酒时要留意尿液颜色

受访者：林松彦
庆应义塾大学医院

酒过三巡，尿意来袭。

去趟厕所后，更是有如决堤的洪水，一会儿工夫要跑好多次厕所。这种情形在生活中绝不罕见。酒友喜欢美其名曰"排出体内酒精"，但实际上，这种生理现象背后暗藏危险。"肾脏"很有可能成为在劫难逃的"重灾区"。

肾脏是人体生成尿液、清除血液中代谢废物的重要脏器。为了弄清楚肾脏与酒精之间的关系，我去请教了庆应义塾大学医院的林松彦教授[1]。

---

① 庆应义塾大学医院血液净化透析中心主任教授。

排尿量是饮酒量的 1.5 倍!

"喝完酒后老想上厕所,是因为酒精会抑制下丘脑中抗利尿激素的分泌,从而导致排尿增多。研究发现,喝啤酒后的排尿量是所喝啤酒量的 1.5 倍,远远超出实际饮酒量。摄入酒精不仅不能补充水分,反而可能减少体内水分,引发脱水症状。"

很多酒友都喜欢拿啤酒解渴。事实证明,啤酒根本无法为人体补充水分。越喝越醉,越喝越口干舌燥的经历想必不少酒友都有过。

既然如此,那多喝些水把因酒精流失的水分补充回来不就行了吗?

"水肯定是要喝的,问题在于喝多少。咕嘟咕嘟大口喝水很有可能会适得其反。因为摄入过多水分会使血液中钠的浓度过低,导致低钠血症,出现乏力、食欲不佳、恶心等症状。喝水量和饮酒量差不多是最理想的。"

林医生告诉我们,要想预防酒后身体不适,可以参考一样东西,那就是"尿液颜色的变化"。

尿量少、颜色深是脱水信号?

正常人的尿液通常呈淡黄色。这种颜色来自一种叫作尿胆原的物质,是人体血红蛋白中血红素代谢产生的废弃物,最终随尿液排出体外。

"换句话说,尿液呈淡黄色说明尿液中的血红素含量适中,没有摄入过量水分。大量喝水会使尿液颜色变淡,逐渐接近透明。喝完酒后如果不补充水分,则会使得肾脏无法正常工作,尿液颜色变成深黄。

尿量减少时，更是有脱水的危险。"

所以，别以为多次大量排尿是在"排出体内酒精"，这可不是什么值得高兴的事情。而且，如果尿量减少，很有可能是身体在发出脱水的信号！

许多人只知道肾脏有解毒和生成尿液的功能，却容易忽略它的另一个重要功能，那就是调节体内"生命之源"——水分的平衡。此外，肾脏还可以调节人体内必不可少的盐分的平衡。

"比如，摄入过多盐分会使血液中钠的浓度升高，引起细胞渗透压增高，水分吸收增多。这时，肾脏会分泌一种激素，促使血液中钠的浓度恢复到正常水平，令人感觉口干舌燥，很想喝水。"

这种情况下，选择下酒菜尤其需要谨慎。

我们来看看常见的下酒菜的食盐浓度：腌鱼 4.8 克，炸鱼（3 块）3.3 克，鱼干（5—6 个）2.0 克，炸鸡块（3 个）1.16 克，光是吃这些就会摄入 11.26 克食盐（资料来源：《80 千卡食品指南》日本女子营养大学出版部）。

日本厚生劳动省建议，男性每日的钠（盐）摄入量不宜超过 8 克，女性不宜超过 7 克。可是，只上面几个小菜便远远超出了这个标准。①

喝酒本就可能导致脱水，再摄入过多盐分，就会给人体造成双重打击，让人感觉口渴难耐。然而，就在身体最需要水分的时候，广大酒友想润嗓子，往往却不喝水，把手再次向酒伸去……

---

① 需要注意适合搭配清酒吃的关东煮的盐分含量也很高。

尿频也是肾功能减退的信号

　　负责维持肾脏内体液平衡、保持盐浓度恒定的是毛细血管组成的
大约 200 万个肾小球。肾小球不仅能把心脏送来的血液过滤后生成原
尿，还能控制人体的排尿量。随着年龄的增长，肾小球功能逐年减退，
身体储水能力不断下降，尿液的颜色会变得越来越浅。也就是说，如
果尿液颜色较深，说明肾脏在维持人体储水能力的同时，也能很好地
排出废弃物，肾脏功能还很健全。

肾小球滤过率（GFR）随着年龄增长逐渐下降

GFR（毫升 / 分 /1.73 米^2）

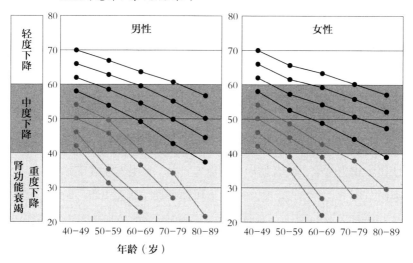

40 岁以后，衡量肾功能的重要指标 GFR 每年会降低 1%。图表中的黑色折线是以 40 岁
的数值为基准模拟出的未来肾功能的下降情况。灰色折线是指患有慢性肾脏病（CKD）
的情况。年龄越大，GFR 的下降会越明显。另外，GFR 数值低于 20 时需要进行人工透
析。（改编自日本肾脏学会 CKD 对策委员会疫学，2006）

随着年龄的增长，人不可避免地都会衰老。或许衰老程度男女有别、因人而异，但40岁以后，肾小球滤过率（GFR）每年都会下降1%。光是想想就觉得后背发凉吧？如果再有饮酒的习惯，则更会加快它的下降速度。

"GFR降低时，身体储水能力随之下降。存储在体内的水分减少，就会导致尿量增加。简单来说，年纪越大，越容易出现脱水症状。由于酒精会抑制抗利尿激素的分泌，所以，喝酒只会使得排尿量更大，体内水分流失更多。这就是中老年人饮酒容易出现脱水症状的原因。"

有个可以预防脱水的办法，那就是喝酒期间多留意尿液的颜色和尿量，以便及时补充水分。

那有没有提高GFR的办法呢？林医生说："非常遗憾，如果肾功能慢性减退，以目前的医学水平是无法恢复GFR的。"虽然标榜能够增强肾功能的保健品随处可见，但目前尚没有研究证明它们确有其效。

如果发现尿液有什么问题，或者有任何放心不下的地方，还是尽早去看医生为好。

这么说来，要想减轻肾脏负担，只能控制酒精和盐分的摄入吗？

"无论吃盐太多还是喝酒过量，都会给肾脏和肝脏造成很大负担。所以，作为医生，两者都不建议摄入太多。如果实在戒不了酒，至少要防范以下三种情况：肥胖、高血压和吸烟。研究表明，肥胖、高血压和吸烟不仅会增加血管负担，还会加快GFR的下降速度。所以生活习惯病的预防对策，也可以一定程度上减缓肾功能的衰退。"

很多酒友都患有"生活习惯病"。而且，对嗜酒之人来说，做到"适量"二字难如登天。可是为肾脏考虑，还是得稍加努力啊。

下酒菜竟是肥胖的罪魁祸首

涩谷DS诊所涩谷医院

"既想喝酒，又怕发胖。"

广大酒友都很在意自己的体重。放眼望去，周围爱喝酒的人少有瘦子，很多人还患有肥胖引起的生活习惯病，比如"脂肪肝""糖尿病""痛风"等。

关于减肥，近来广为流传的一种说法是，"酒是空热量①食物，喝酒不会发胖"。可是，经常喝酒的话，体重却也会实实在在地增加。

酒精本身会导致发胖吗？

这次，我去访问了林博之医生。

---

① 空热量不等于零热量，它指的是几乎不含营养成分，只含有很高热量。

光喝酒不大会发胖？

"换算成纯酒精的话，每克纯酒精会产生 7.1 千卡热量，其中，70% 左右的热量都会在人体代谢过程中被消耗掉。这就是'酒精是空热量食物，喝酒不会发胖'的一大原因。而且，由于酒精本身不含营养成分，所以，与摄入同等热量脂肪、糖类的情况相比，摄入酒精时体重增加也相对更少。基于这些事实，基本可以说，摄入纯酒精几乎不会使人发胖。可是，啤酒、清酒、葡萄酒等酿造酒中含有糖分、蛋白质等成分，喝太多的话自然会摄入过多热量。所以，说到底还是得保证适量。"

林医生所谓的"适量"是指饮酒量应该控制在 20—40 克纯酒精之内。换算成清酒大约是 1—2 合。对于"想减肥又戒不了酒"的患者，我们诊所一般建议"把通过酒精摄入的热量控制在 200 千卡以内"，1 中杯啤酒、3 小杯葡萄酒都在允许范围之内。林医生坦言，自己也是好酒之人，"平时会尽可能喝些无糖、无嘌呤的酒精饮料，把热量控制在 200 千卡以内"。

发胖其实是下酒菜吃得太多！

可是，即使喝酒能够保证适量，现实生活中还是有很多人发胖。林医生指出，原因很简单，那就是"喝酒时吃了太多下酒菜"。

接下来，我们就来看看人们在小酒馆里都爱点些什么。

·中杯啤酒　200 千卡

·炸鸡块（3—4 个，120 克左右）286 千卡

·炸鱼（2 块，100 克左右）150 千卡

·土豆沙拉（120 克左右）200 千卡

热量总计是 836 千卡。

可是，很少有酒友能喝一杯啤酒便打住。"先来杯啤酒"之后，清酒、葡萄酒、烧酒齐上阵，临收尾时"再来碗拉面"，直奔"酒鬼黄金套餐"而去的大有人在。而且，拉面还得是浇猪板油的猪排拉面，加上叉烧、鸡蛋这些配菜和汤底，热量早已超出 2000 千卡。

晚上第一杯啤酒下肚后，再吃点喝点，摄入的热量轻轻松松便超出了 3000 千卡。所以，如果在深夜吃这么多高热量食物，那么再怎么注意酒量、立志减肥，也是会胖的。

深夜酒席最易发胖

既想品尝美酒又不想发胖的话，就得控制每天摄入的总热量，养成良好的饮食习惯。

"计算出下酒菜的总热量并控制摄入量，对经常喝酒的人来说至关重要。还有一点需要格外注意，那就是一日三餐一餐都不能少。早餐午餐可以少吃点，比如，早餐吃水果，午餐吃荞麦面。不过，不吃早餐、午餐只吃一点的做法是不可取的。因为如果空腹时间过长，很有可能会在晚上暴饮暴食，最终导致摄入过多热量。"

"深夜酒席"尤其需要小心暴饮暴食。为了避免这种情况的发生，

在酒桌上可以先吃些沙拉、蔬菜棒等富含膳食纤维的低热量食物。这样一来，肚子里就放不下太多高热量食物了。同时，它们还能保护胃壁和肠壁免受酒精的直接刺激。

要想控制下酒菜的热量，最好吃些用蒸、炖、烤、水煮等方式烹饪的无油菜品。比如，毛豆、西红柿、裙带菜、醋拌黄瓜等低热量蔬菜或海草类，以及汤豆腐、墨鱼挂面等脂肪含量少且富含优质蛋白质的食物都是不错的选择。

反之，大阪烧、比萨、饺子、土豆沙拉、炸鸡这些含大量脂肪和糖分的高热量下酒菜，则很有可能致使中性脂肪（甘油三酯）堆积过多，体重增加。酒桌上的常见菜品大多味道偏咸，口味偏重，因此酒和菜都下得快，一不小心便吃得太多，喝得太多。

9 千卡热量可转化成 1 克脂肪

为了摆脱这种"负循环"，林医生建议："最好以 2—3 天为一个周期，合理调整饮食，养成规律的饮食习惯。"

这种以 2—3 天为一个周期的调整法对于忙碌的职场人士来说也相对容易实现。"首先，要给自己的体重设定一个标准区间，养成每天早晨测量体重的习惯。如果早晨上秤时发现体重超出了设定范围，那么，接下来的 2—3 天就要尽最大可能控制脂肪和糖分的摄入，多吃蔬菜和富含植物蛋白的食物。总之，长年喝酒又不想发胖，就得养成良好的饮食习惯，避免'存储'过多脂肪。"

"体重只长了 1 千克，无所谓！"一直这么放纵自己的话，用不了多久，人体就会积累一笔名为脂肪的负资产。如果体内余下 9 千卡热量未被消耗，从生理学的角度来看，就意味着它会转化成 1 克脂肪。

1 千克虽微不足道，但日积月累，就会积攒大量脂肪，使得体重超标。因此，为了避免这种情况发生，一定要设置标准体重区间，控制摄入体内的热量。

"如果真的很爱喝酒，想喝一辈子酒，这点努力应该还是愿意付出的吧？"林医生笑着说道。

体重增加还可能引发"尿酸值升高""中性脂肪增加""血糖值升高"等。为了避免这种恶性循环，一生有美酒相伴左右，各位酒友每天都要不懈努力啊！

脂肪肝真的很可怕，体检报告要仔细看！

受访者：浅部伸一

自治医科大学附属埼玉医疗中心

每每谈到"脂肪肝"，职场人士不免忧心忡忡。

很多人一拿到体检报告，第一眼就先看有没有得脂肪肝。

说到"脂肪肝"，人们惯有的印象是"摄入过多脂肪和糖类导致肥胖，进而引发的一种疾病"。

或许是因为听信了"酒精是空热量食物，喝酒不会发胖"的说法，人们总以为酒精与脂肪肝关系不大，即便有所关联也不会造成太大影响（我长时间以来也是这么认为的）。

然而，事实并非如此。酒精其实是脂肪肝的一大诱因。

仔细想想就会发现，爱喝酒的朋友当中，胖子远多于瘦子。而且，不少人虽然看似很瘦，实则中性脂肪偏高，有疑似脂肪肝的症状或者被确诊是脂肪肝。

说来惭愧，我自己就是如此——体重是标准体重，中性脂肪却偏高。虽然目前还没有被确诊为代谢症候群，但毫无疑问，我属于"隐性肥胖"。

我自认为在饮食上已经十分注意，比如下酒菜尽可能挑蔬菜吃，怎么还是"隐性肥胖"了呢？酒精的影响真的很大吗？

嗜酒如命的酒友一定发自内心希望余生能与美酒相伴。可是，包括我在内的许多人却也终日忐忑不安，担心再这么喝下去会喝出脂肪肝。

为此，我就酒精与脂肪肝的关系，向自治医科大学附属埼玉医疗中心的浅部伸一医生请教了一番。

3 个日本人里就有 1 个患脂肪肝？

"据说，现在每 3 个日本人里就有 1 个患有脂肪肝。有报告指出，参加体检的日本成年人中，32%患有脂肪肝。此外，BMI[①]在 25—28 之间的轻度肥胖人群中，58%患有脂肪肝。"

还有调查资料显示，日本的脂肪肝患病率远高于欧美国家。饮食习惯西化导致逐渐蔓延到日本的脂肪肝，指的是怎样一种状态呢？

"所谓脂肪肝，就是肝脏（肝细胞）内脂肪（特别是中性脂肪）过度堆积的状态。通俗地讲，就是'类同鹅肝状态的肝脏'。脂肪肝的发病机理非常简单，说白了就是留在肝脏的'无用脂肪'比经过代谢离开肝脏的'有用脂肪'多。也就是说，代谢不完的脂肪像'存款'一样在肝脏中积存下来时，便会引发脂肪肝。"

存钱自然是好事，可存脂肪却令人沮丧。然而，现实生活中被诊

---

① BMI（身体质量指数）是衡量体质平衡状态的一种指标。计算方法是：体重（千克）÷ 身高（米）÷ 身高（米）。

断为脂肪肝的人，实际又有几分危机感呢？认为"放任不管也没什么事"的人其实大有人在。

真要这么想，那就大错特错了。

脂肪肝可小觑不得。如果不把脂肪肝当回事，不改变生活方式，很有可能会引发炎症，从肝纤维化①进一步发展成肝硬化甚至肝癌。由于肝脏具有很强的再生能力，所以病变过程比较缓慢。也正因为如此，等到发现问题时，病情往往已经严重恶化。

日本成人中大约每 3 个人就有 1 个患脂肪肝？

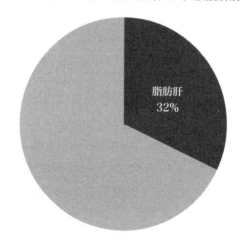

脂肪肝
32%

调查结果显示，参加体检的日本人中，32％患有脂肪肝。这个图表显示的是在体检中心参加体检的 1578 名日本成年人（男性 1208 人，35—69 岁）的脂肪肝患病比例。
(Omagari K et al.J Clin Biochem Nutr；45，56-57，2009)

---

① 肝纤维化是指慢性炎症导致肝细胞减少、坏死，肝内纤维组织异常增生的过程。肝脏整体发生肝纤维化，则可能发展成肝硬化等。

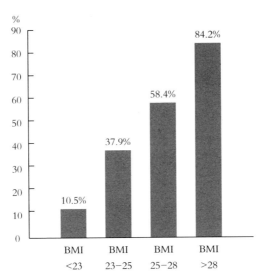

这项研究以 8000 人为研究对象，调查了肥胖程度
与脂肪肝患病率之间的关系。从图表中可以看出，
随着肥胖程度的增加，脂肪肝的患病率不断增加。
(Eguchi Y et al. J Gastrol ; 47，586-595，2012)

酒精是脂肪肝的直接诱因

看来，脂肪肝真的小觑不得。浅部医生说："除高热量饮食、长期
缺乏运动以外，酒精也是引发脂肪肝的主要病因。"

喝酒不仅容易导致肥胖，居然还是诱发脂肪肝的直接原因！广大
爱酒人士看到这里定会连呼"苍天"（我又何尝不是）！

"脂肪肝大体可以分为大量饮酒导致的酒精性脂肪肝，以及肥胖、
高脂血症、糖尿病等疾病导致的非酒精性脂肪肝两种类型。一般来说，
非酒精性脂肪肝患者相对较多。但是，在饮酒人群当中，前者的可能

性更大一些。"

知道酒精是诱发脂肪肝的直接原因以后，接下来我们再来看看它是怎么引发脂肪肝的。

酒精代谢会使脂肪燃烧受阻

据浅部医生说，大量饮酒之所以会导致脂肪肝主要有两个原因。

"首先，酒精是合成中性脂肪的原料。乙醇进入肝脏以后，先在乙醇脱氢酶-1B（ADH1B）的作用下转化成乙醛，之后在乙醛脱氢酶-1B的作用下转化成乙酸，继而转变成乙酰辅酶A，最终在产生能量的同时生成脂肪酸。而脂肪酸正是中性脂肪的主要成分。

"另一个原因是肝脏代谢酒精时会阻碍体内脂肪的燃烧。通常，我们体内的脂肪酸会以'β-氧化'方式分解代谢。所谓β-氧化，

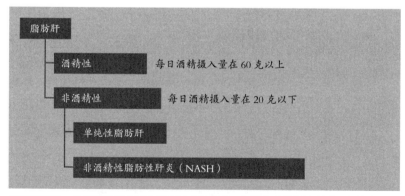

所谓脂肪肝，是指肝细胞内脂肪堆积过多的状态。脂肪肝大体可以分为"酒精性脂肪肝"和"非酒精性脂肪肝"两种。非酒精性脂肪肝又可分为"单纯性脂肪肝"和"非酒精性脂肪性肝炎"。

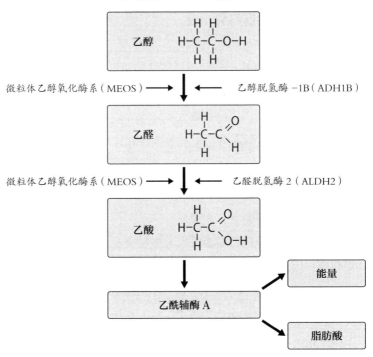

酒精在体内的代谢过程

乙醇

微粒体乙醇氧化酶系（MEOS）——→ ←—— 乙醇脱氢酶-1B（ADH1B）

乙醛

微粒体乙醇氧化酶系（MEOS）——→ ←—— 乙醛脱氢酶2（ALDH2）

乙酸

乙酰辅酶A

能量

脂肪酸

是指脂肪酸氧化并且最终生成细胞所需能量的过程。由于肝脏代谢酒精期间会抑制 β - 氧化过程，脂肪不易燃烧，未代谢完的多余脂肪酸便会大量积聚在肝脏。因此，爱喝酒的人便容易患脂肪肝。"

原来如此，过量饮酒简直就是开往脂肪肝的直通车嘛！

"如果每天的纯酒精摄入量超过 60 克（约相当于 3 合清酒），绝大多数情况下都会引发酒精性脂肪肝。过量饮酒可能导致脂肪肝早就被写进了教科书里，可谓医疗领域常识中的常识。"

而我一直以来竟然不知道这个常识……

控制饮酒量比休肝日更重要

或许有人会想，既然已经知道酒精性脂肪肝的病因是酒精，那设置休肝日不就好了？其实，比起设置休肝日，减少饮酒总量更为重要。

"换算成纯酒精的话，每周摄入 150 克左右纯酒精可谓适量。虽然设置休肝日也有一定的效果，但如果在休肝日的第二天便大喝特喝，休肝日也没有任何意义。要想改善脂肪肝症状，比起设置休肝日，更应把重心放在'总量控制'上。"

此外，挑选下酒菜也至关重要。

"尤其需要注意的是，不能摄入太多糖类。由于酒精会抑制肝脏释放葡萄糖，因此，喝酒后血糖一般偏低，容易产生饥饿感。如果为了消除饥饿感，净挑含糖量高的大阪烧、日式炒面等富含碳水化合物的食物来吃，只会使得脂肪堆积更多，陷入恶性循环。"

人体在代谢酒精的过程中已经积存了一定脂肪，再加上来自下酒菜的脂肪，真可谓是"双重打击"。酒后拉面固然别有一番风味，可我们也不能被酒精引发的饥饿感迷惑。

不要在体检前临时戒酒

"减少饮酒量""注意挑选下酒菜"已经反反复复强调过好多遍了。除此之外，还有什么需要注意的地方吗？

"要注意定期体检。还有一点很重要，那就是千万不要因为要去体检而临阵戒酒。在不同于平常生活的状态下去做体检没有任何意义。

即使因为戒酒拿到了很好的体检结果，那也只是暂时性的。所以，建议大家在体检前依旧保持平时的生活习惯，以便了解肝脏的真正情况，看看照目前这个喝法的话，酒精会给肝脏造成多大损伤。"

这个建议或许听来不大顺耳，但我们并不是为了拿到好的结果才去体检。体检真正的目的是了解自己的身体现状。

如果结果不好，那就戒酒一个月后再去检查一次。如果第二次结果还很糟糕，就说明罪不在酒，而是另有他因。就算为了找到隐藏的病因，也不应该在体检前临时抱佛脚去戒酒。

据浅部医生说，拿到体检报告后应该关注三样指标，那就是中性脂肪（TG）、有助于肝脏排毒的 γ-GTP 以及反映肝细胞受损程度的 ALT（GPT）。不过，要确认是否患有脂肪肝的话，除验血之外，再做个超声波检查和 CT 检查更稳妥一些。

或许因为脂肪肝患者越来越多，如今市面上有大量标榜治疗脂肪肝的保健品。但据浅部医生说，"这些所谓养肝护肝的保健品，有时反而会起到反作用"。尤其是 β- 胡萝卜素和维生素 E 等容易在体内积存的脂溶性物质，切不可自作主张服用，最好还是咨询一下医生。

有可靠证据表明能够有效防治脂肪肝的，只有饮食疗法和运动疗法。控制酒量、适度运动和均衡饮食才是保肝护肝的特效药。

第 3 章

/

怎么喝酒才不会生病

14万人大调查！揭秘不生病的饮酒方式

受访者：津金昌一郎

国立癌症研究中心

"怕得病啊，还敢这么喝下去吗？"

血气方刚的年纪，不，即使上了岁数，许多酒友也对自己的健康状况极度自信，酒桌上永远志得意满，动不动就嚷嚷着："酒！酒！给我拿酒来！"

可是，如果还照年轻时候那个喝法，不知不觉间，代谢综合征、高血压等各种生活习惯病便都会找上门来。经常需要应酬喝酒的人也一样。

"高尿酸值、高 γ-GTP 可是我们的勋章啊！"再怎么虚张声势，"怕得病"其实才是各位酒友的真心话。为此，我就酒精和患病风险之间的关系，去采访了国立癌症研究中心的津金昌一郎主任[1]。

"酒精对身体来说就是一种'毒药'。长年过量饮酒，自然会增加

---

[1] 国立癌症研究中心社会健康研究中心主任。

各种疾病的患病风险。以男性为例，'每天喝 2 合清酒人群'和'每天喝 3 合清酒人群'的患癌风险，分别是'偶尔（每周少于 1 天）喝酒人群'的 1.4 倍和 1.6 倍。

"从患癌部位来看，'每天喝 2 合清酒人群'患食道癌的风险是'偶尔喝酒人群'的 4.6 倍，患大肠癌的风险是后者的 2.1 倍，患脑中风的风险是后者的 1.4 倍。"

津金主任断言"酒是毒药"，还摆出了具体数字说明酒的危害，一时之间让我哑口无言。

津金主任所举的这些数字是怎么算出来的呢？

针对 14 万人每隔 5 年的追踪调查

"刚才的数据来自一项'多目标队列研究'的调查结果。所谓队列研究，简单来说，就是一种长期观察型的流行病学研究。这项队列研究始于 1990 年，针对全国 11 个地区、共 140420 人展开大规模调查，通过观察特定人群，并运用统计学的方法，来检验饮酒、饮食、吸烟、运动等生活习惯与生活质量（QOL）、疾病之间的关系。"

可能很多人是第一次听说"多目标队列研究"。这项研究旨在收集科学的证据，来揭示适合日本人的生活习惯以及保持健康的必要条件。

在调查饮酒习惯的项目中，调查对象每隔 5 年都要对"饮酒频率""酒的种类"和"饮酒量"等相同形式的问题作答。通过对这 14 万人的追踪调查，来分析饮酒与患病风险之间的关系。

"以各位酒友都很担心的'糖尿病'为例，假设'饮酒每周少于 1 天人群'的患病风险为 1，男性每天饮酒量'超过 1 合（每周 150 克纯酒精）',患糖尿病的风险就会升高。"

果不其然……

饮酒与糖尿病患病风险之间的关系

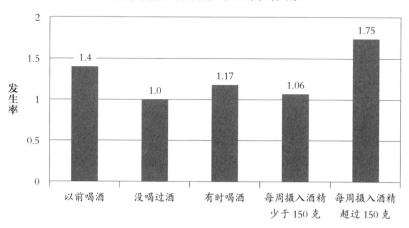

本研究以 40—59 岁男女各 15000 人为对象,展开为期 10 年的追踪调查。结果发现,换算成日本清酒的话,男性每天饮酒量超过 1 合,糖尿病的患病风险就会升高。而女性在相同情况下,糖尿病的患病风险较低。(Waki.K.et al.Diabet Med.; 2005.22 : 323-331)

饮酒导致风险上升和下降的疾病

那么,国民三大疾病——心脏病、中风、癌症的情形如何呢?

"有趣的是,假设不喝酒人群的患病风险是 1,随着饮酒量的增多,缺血性心脏病的患病风险反会低于 1。与此相对,每周摄入酒精总量超过 300 克时,脑中风的患病风险会随着饮酒量的增加而上升。只要保证适量,饮酒人群血管系统疾病的整体患病风险不升反降。"

说到这里,你可能已经比出了胜利的手势,但也不要高兴得太早。

"遗憾的是，观察'总饮酒量'和'癌症'之间的关系可以发现，随着饮酒量的增加，癌症的患病风险也会不断上升。国际上针对酒精与癌症因果关系的评估报告指出，酒精与口腔癌、咽喉癌、食道癌、大肠癌、乳腺癌之间的因果关系是确定的。"

饮酒量与循环系统疾病患病风险之间的关系

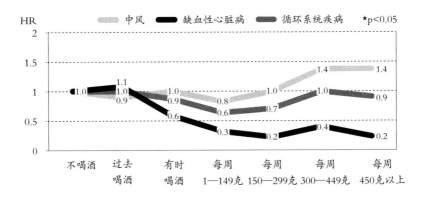

该研究以40—69岁男性共19000人为对象，进行了为期10年的追踪调查。结果发现，假设不喝酒人群的患病风险为1，每周纯酒精摄入量超过300克的情况下，中风的患病风险升高，缺血性心脏病的患病风险下降。(Ikehara S.et al.Alcohol Clin Exp Res.；2009.33(6)1025-1032)

"休肝日"还是有必要的

既想喝酒还想保持健康的话，需要注意哪些问题呢？多目标队列研究告诉我们，一定要"适量饮酒"并设置"休肝日"。

"不是吧？"你可能已经听腻了这种说法。但听完津金主任的解释，你就知道它的重要性了。

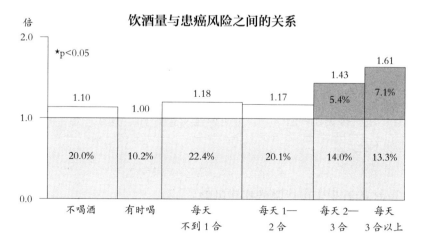

饮酒量与患癌风险之间的关系

通过对40—59岁男性35000人开展9—12年的追踪调查发现，假设偶尔喝酒人群的患癌风险为1，随着饮酒量的增加，癌症发病率也会越来越高。数据显示，每天饮酒量低于2合，可以预防12.5%的癌症。(Inoue M,et al.Br J Cancer; 2005.92:182-87)

　　"从研究结果来看，对日本人而言，适量是指每天摄入的纯酒精量不超过20克。换算成不同种类的酒，相当于一瓶中瓶啤酒（500毫升）、一合日本清酒、两杯葡萄酒（180毫升）。'就这么点？'你或许觉得有点少，但以周来计算，每周可以摄入150克纯酒精可不算少。所以，不必计较每天能喝多少，要想想每周一共可以喝多少。"

　　还有一个非常重要的关键词，那就是"休肝日"。

　　津金主任说，喜欢每晚小酌的人，为身体着想的话，就必须设置"休肝日"。

　　"就算喝得再少，只要每天喝酒，肝脏就得日复一日把酒精分解成乙醛。酒既然是'毒药'，分解酒精成了每天的必修课，必然会对细胞造成很大负担。比如，每周摄入纯酒精超过450克的男性，不设休肝日（每周有5—7天喝酒）与设置休肝日（每周有1—4天喝酒）

的人群相比，前者死亡率是后者的 1.8 倍。[①]最好每周都制订一个'饮酒计划'，设置 2 天以上的休肝日，确保酒精摄入总量不超过 150 克。或者，如果愿意承担一定风险，上限也可以设成 300 克。这就是从队列研究结果中总结出来的饮酒上上策。"

"虽然今天要停酒一天，可明天就又能喝了。"这么一想，休肝日也就不会太难熬了。

B 族维生素可以降低疾病风险

研究还表明，留心日常饮食可以进一步降低疾病风险。

"数据显示，经常吃蔬菜和水果，可以降低食道癌（男性扁平上皮癌）的患病风险。因此，有饮酒习惯的人多吃蔬菜水果是很有好处的。"

津金主任还说，有饮酒习惯的人当中，B 族维生素，尤其是维生素 B_6 摄入量较大的人，患大肠癌、心肌梗死的风险较低。富含维生素 B_6 的代表性食物有动物肝脏和金枪鱼、鲣鱼等红色鱼肉。

"当然，并不是说只要吃这些食物、摄入这些营养素，就能降低疾病风险。控制同为生活习惯病诱因的盐分和糖类的摄入，注意合理饮食、均衡搭配也至关重要。因此，下酒的小菜也大意不得。"

另一方面，除饮食以外，还得培养经常运动的习惯。通过对 14 万人的调查发现，有运动习惯的人患三大疾病的风险相对较低。而且，据说有定期运动习惯的人饮酒量也一般偏低，是饮酒人群中的"适量饮酒派"。

---

① Marugame T,et al.Am J Epidemiol 2007;165:1039-46.

顺便说一句，吸烟与喝酒无疑是最糟糕的一对组合。队列研究表明，有吸烟习惯的人群，随着饮酒量的增加，患癌症等疾病的风险会显著增加。

　　适量饮酒，设置休肝日，留心饮食，适当运动。这就是通过对14万人长期追踪调查总结出来的可让"健康和美酒长伴左右"的秘诀。

"酒是百药之长"是有条件的

受访者：樋口进

国立医院机构久里滨医疗中心

"酒是百药之长"的说法古来就有。人们也一直相信，只要保证适量，喝酒是有益于健康的。这句话可谓众多酒友的"护身符"。

甚至有人把它解读成"喝酒比不喝酒对身体更有好处"，以此作为自己喝酒的借口。

"适量饮酒有益长寿"是有科学依据的，它的专业术语是"J 曲线效应"。以饮酒量为横轴，死亡率为纵轴，描绘出来的曲线轨迹近似于字母"J"，所以得名"J 曲线效应"。

换句话说，在适当范围内，死亡率会随着饮酒量的增加而下降；但是，一旦超过一定量时，死亡率就会随着饮酒量的增加而上升。这个反映饮酒功效的图表经常出现在各种场合，各位酒友自不必说，不喝酒的人想必对它也不陌生吧？

一直以来，我也把这个图表奉若神明，当作喝酒时的一剂强心针。

但是，冷静下来一想，J 曲线效应实际意味着什么呢？一定范围内的饮酒确实会降低死亡率，可它适用于所有疾病、所有人群吗？有人身患高血压等疾病，有人千杯不醉，有人不胜酒力，再加上性别、年龄等各种差异，试问，它真的适用于世界上的每一个人吗？

带着这个问题，我去请教了国立医院机构久里滨医疗中心的樋口进院长。

J 曲线效应并不适用于所有疾病

"从结论说起，队列研究发现，饮酒量和总体死亡率之间存在 J 曲线效应，不过，它并不适用于所有疾病。换句话说，患有某些疾病的情况下，即使饮酒量很少，也可能产生非常严重的后果。因此，少量饮酒并非对所有人都有好处。"

队列研究是一种针对普通人群的长期观察型流行病学研究。据樋口院长说，欧美、日本都就饮酒量与健康之间的关系做过研究，指出饮酒量与总死亡率之间存在"J 曲线效应"。"1996 年发表的一项研究报告指出，总结针对欧美人开展的 14 项研究可以发现，平均每天摄入 19 克酒精的男性与女性的死亡率，都低于不喝酒人群的死亡率。"[1]

日本国内也有大规模队列研究表明适当饮酒可以降低死亡率。[2]一项针对 40—79 岁之间 11 万男女开展的为期 9—11 年的追踪调查发现，日均摄入酒精低于 23 克（相当于 1 合日本清酒）时，无论男性还是女性，死亡率都会达到最低点。

① Holman CD,et al. Med J Aust. 1996;164:141−145.

② Ann Epidemiol. 2005;15:590−597.

总之，这些国内外的研究普遍指出，"适量饮酒可以降低死亡率"。但樋口院长另外补充道："根据队列研究的结果来看，适量饮酒人群的死亡率较低是不争的事实。但这并不能说明饮酒量和死亡率之间存在因果关系。而且，目前这种J曲线效应仅在发达国家的中年男性和女性身上得到了验证。"

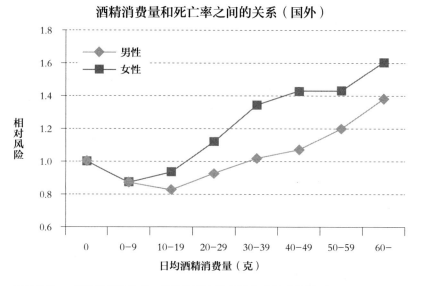

酒精消费量和死亡率之间的关系（国外）

通过总结14项国外研究发现，适量饮酒人群的死亡率相对较低。（Holman CD,et al. Med J Aust. 1996;164:141-145）

高血压、高脂血症患者少量饮酒也很危险

正如樋口院长所说，J曲线效应仅适用于某些疾病。

这么多年来，我一直信奉"酒是百药之长""适量饮酒有益健康"，如今却被樋口院长的一句话搅得心神不宁……那么，究竟有哪些疾病

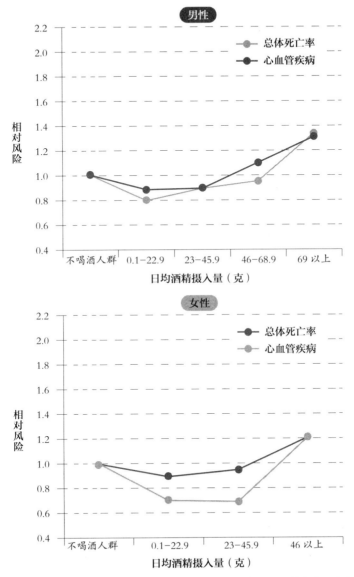

酒精消费量和死亡率之间的关系（国内）

男性

相对风险

- 总体死亡率
- 心血管疾病

2.2
2.0
1.8
1.6
1.4
1.2
1.0
0.8
0.6
0.4

不喝酒人群　0.1−22.9　23−45.9　46−68.9　69 以上

日均酒精摄入量（克）

女性

相对风险

- 总体死亡率
- 心血管疾病

2.2
2.0
1.8
1.6
1.4
1.2
1.0
0.8
0.6
0.4

不喝酒人群　0.1−22.9　23−45.9　46 以上

日均酒精摄入量（克）

日本国内的队列研究表明，饮酒适量的情况下，总体死亡率和心血管疾病死亡率都有降低的趋势。(Ann Epidemiol. 2005;15:590-597)

即使饮酒很少也有很大风险呢？

"少量饮酒也会导致死亡率上升的疾病主要有高血压、高脂血症、脑出血、乳腺癌（40岁以上）等。患有这些疾病的情况下，死亡率会随着饮酒量的增加直线上升。换句话说，如果患有这些疾病，即使喝酒很少，死亡率也会上升。虽然乳腺癌有明显的遗传倾向，但比起不喝酒人群，喝酒人群的乳腺癌罹患率更高。

患有肝硬化的情况下，死亡率与饮酒量呈指数型函数变化。虽然死亡率也随饮酒量的增加而升高，但饮酒量较少时，死亡率增长缓慢，饮酒量超过一定水平后，死亡率开始急速升高。"

听到樋口院长举出的这些疾病名称，我不由得心头一紧。高血压、高脂血症和乳腺癌可都是中老年人身上常见的疾病啊。可是，果真如此的话，那为什么适量饮酒会使总体死亡率呈下降趋势呢？

"从上图可以看出，少量饮酒的情况下，心肌梗死、心绞痛等缺血性心脏病以及脑梗死、2型糖尿病等疾病的罹患率呈下降趋势。而且，心肌梗死等心脏疾病对死亡率影响重大。这意味着，比起少量饮酒可能导致死亡率上升的疾病，心脏疾病等少量饮酒导致死亡率下降的疾病对死亡率影响相对更大。如此一来，总体死亡率便会呈现出J曲线效应。"

另外，据樋口院长说，研究还证实，少量饮酒可使（老年人）患认知功能障碍的风险下降。

原来如此。知道这些以后，我们应该对酒采取一种什么态度呢？

"有高血压、高脂血症等老毛病的人，肝功能不好的人，家人患有乳腺癌的人，即使饮酒很少，死亡率也会升高。所以，他们要比正常人更严格地控制酒量，这一点是毋庸置疑的。不过，喝酒不仅是种社交手段，还是我们用来排忧减压的好东西。因此，高血压患者等虽然要控制酒量，却也不用把神经绷得太紧。"

多加小心自然没错，但也不要太过紧张。听到这样的话，我总算松了口气。看来，只要小酌慢品，不酗酒暴饮，酒也没有那么可怕。

饮酒量与死亡率的关系模式

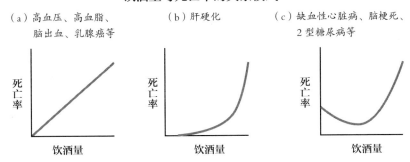

（a）高血压、高血脂、　　　　　（b）肝硬化　　　　　　（c）缺血性心脏病、脑梗死、
　　脑出血、乳腺癌等　　　　　　　　　　　　　　　　　　2型糖尿病等

喝酒上脸的人要注意

到目前为止我们已经知道，饮酒对不同疾病风险的影响各不相同。那换成不胜酒力、喝酒上脸的人情形又如何呢？

"喝酒上脸、解酒能力生来就差的人要格外注意。有研究发现，这种体质的人饮酒会增加患食道癌的风险。所以比起能喝的人，不能喝的人一定要尽量少喝。"

此外，据樋口院长说，比上述情形还更危险的是高龄人群的饮酒。

"由于老年人分解酒精较慢，体内水分较少，因此很容易使血液中的酒精浓度过高。更何况还有很多人有旧病缠身。另外，喝酒以后还很容易跌倒。因为喝酒摔成骨折甚至因摔伤而卧床不起的人也不在少数。"

老年人喝酒简直是将自己置身于各种危险之中。我虽然还没有被划入老年人的行列，但也能感觉到随着年龄的增长，酒醒得越来越慢。樋口院长的话字字如针，都扎在了我的心上。

"这么说来，酒还是不喝为好吗？"正当我大失所望时，樋口院长又说也用不着强行戒酒，饮酒过量的人首先从减量做起即可。

"对喝酒导致健康受损来院就诊的患者来说，道理也是一样的。突然戒酒只会带来压力。'把酒戒了'这种居高临下的指示往往会适得其反。那该如何是好呢？在不勉强自己的前提下尽量减少饮酒量即可。而且，减多少也全由自己来定，这点非常重要。"

一点点减少酒量！做好记录！

"一般认为，男性饮酒适量的标准是每天摄入 20 克纯酒精（相当于 1 瓶中瓶啤酒或 1 合日本清酒）。一下子要把酒量减至平常的三分之一甚至二分之一是很困难的。因此，设定好目标、一点一点去减非常重要。只要饮酒量稍有减少，就会实实在在地降低风险。比如，平常每天喝 2 合烧酒，就设定一个减到 1.5 合的小目标。更重要的是，达成目标后要在笔记本上做好记录。这样一来，大脑就会有意识地去控制酒量。不断积累小小的成功体验，饮酒量自然而然就减下去了。"

无论减肥还是喝酒，道理都是一样的，做好记录可以有效增加成功的概率。而且据樋口院长说，"向身边的人公开自己的目标也很有用"。因为既然已经夸下海口，就不得不硬着头皮做下去了。

原来如此。戒酒或许做不到，但这些要求的话，感觉并不是很难。

如上所述，男性每天摄入 20 克纯酒精为适量，女性摄入 10 克纯酒精（相当于 1 小罐啤酒）为适量。许多人可能会嘀咕"太……太少了吧……"对嗜酒之人来说，这个标准确实可能不过瘾，但是，如果你感觉自己喝酒有点过量，最好还是努力去接近这个目标。

努力减少饮酒量、设定休肝日的过程中，特别容易出现"暴饮"现象。"反正昨天是休肝日，今天酒量加倍也不会有事吧"，不少人往往以此为借口大喝特喝。

"一周七天每天按照标准摄入 20 克酒精，与一天一次性摄入 140 克酒精相比，后者对身体造成的负担更大。所以，不要让肝脏休息一天，又大开酒戒一天，坚持每天适量饮酒非常重要。"

据樋口院长说，只有日本才有"休肝日"这种说法。"在欧美国家，人们认为留出不喝酒的日子主要是为了避免过度依赖酒精，而不是为了让肝脏休息。"

饮酒每天都需保证适量。长期过量饮酒的人则可以从一点一点减少酒量做起……

毕竟，似乎没有更好的办法可以降低各种疾病的风险。而且，既然已经搞清楚 J 曲线效应是怎么回事，那么便不要以为少量适量饮酒就可以高枕无忧。"酒是百药之长"可是有附加条件的。

喝酒上脸和不上脸的人有什么区别？

受访者：垣渕洋一

成增厚生医院东京酒精医疗综合中心

这个世界上的人可以分成喝酒上脸和喝酒不上脸两种。

每次看到半杯啤酒下肚就脸颊泛红、娇艳动人的女性，我都羡慕不已。

我一年也有那么几次喝酒会上脸，可往往要喝常人的两倍还多。

要是满脸通红地说"不能再喝了"，倒酒的人一般都会欣然接受。可面不改色的我就是真的快到极限了，大家也会认为还能喝，酒杯刚空就又给满上。因此，我也总是回回喝多。

喝酒上脸和不上脸的人到底有什么不同呢？以我的经验来说，能喝酒的人似乎不大容易上脸。可喝酒上脸的人也有非常能喝的。酒量大小和上不上脸似乎又没有什么必然联系。

喝酒上脸可能是身体发出的某种信号吗？就此，我去访问了成增厚生医院东京酒精医疗综合中心的垣渕洋一主任。

可恶的乙醛才是罪魁祸首！

垣渕医生说："喝酒后脸色发红，并伴有血压升高、直冒冷汗、心慌心悸等多种症状被称为'酒精性脸红反应'。喝酒后会脸红主要是因为人体代谢酒精过程中产生的乙醛有毒。"

"在乙醛的作用下，面部毛细血管扩张，便会使得脸色发红。此外，乙醛还会极大地刺激交感神经，使得脉搏加快，引发血压上升、直冒冷汗、肌肉紧张等多种症状。这就是导致酒精性脸红反应的原因。加上酒精会促进血液循环，更会使人面红耳赤。"

可恶的乙醛既是导致宿醉的原因，又是喝酒上脸的罪魁祸首。顺便说一句，如果长期处于酒精性脸红状态，渐渐地即使不喝酒，鼻子和面颊也会发红，成了所谓的"酒糟鼻"和"关公脸"。

喝酒以后，人体内都会产生乙醛，可为什么有的人却不会脸红呢？

"其实，喝酒上脸和不上脸之间的差别，主要是分解乙醛的乙醛脱氢酶（ALDH）造成的。ALDH 中 ALDH2 的活性是由基因决定的。ALDH2 的活性生来就有高低之分，大体可以分为三种类型。"

ALDH2 的活性是关键所在

酒精进入人体以后，90% 都会在肝脏分解代谢。首先，酒精（乙醇）在乙醇脱氢酶的作用下被分解成乙醛。之后，乙醛在"乙醛脱氢酶"（英文缩写为 ALDH，共有 ALDH1、ALDH2、ALDH3 三种类型）的作用下转化成无毒的乙酸，最终排出肝脏外（参照第 51 页）。ALDH 当中，ALDH1 和 ALDH3 的个体差异很小，ALDH2 却因人而异。ALDH2 的差异是决定一个人酒量大小的关键。

接下来我们就来看看 ALDH2 活性的 3 种类型。

ALDH2 稳定并且能正常作用的属于"活性型（NN 型）"。这类人从父母那里遗传了酒精分解能力强大的 N 型基因，个个都是海量，喝酒一般不上脸。

第二种是"非活性型（ND 型，也称低活性型）"。这类人同时遗传了酒精分解能力强大的 N 型基因和酒精分解能力较低的 D 型基因，虽然不是一点也不能喝，但酒量基本较差。如果平常不怎么喝酒，喝就很容易上脸。

第三种是 ALDH2 完全丧失活性的"失活型（DD 型）"。这类人遗传了父母的 D 型基因，酒量何止是差，简直是滴酒不能沾，大部分情况下喝酒都会上脸。吃点奈良腌菜①都会满脸通红的就属于这个类型。

顺便说一句，日本人等黄种人中，活性型约占 50%，非活性型约占 40%，失活型约占 10%。而白人和黑人几乎 100% 都是活性型。

垣渕医生还介绍了一种能很好地体现喝酒上脸与 ALDH2 之间关系的现象。

"有一种用于治疗酒精依赖症的戒酒剂，服下以后会抑制体内 ALDH2 的活性。也就是说，ALDH2 会在药物作用下失去活性。这么一来，即使是活性型人，也会变得像失活型一样，刚喝几口酒便心跳加速、面红耳赤。服用戒酒剂的酒精依赖症患者有时会偷偷溜出医院，跑到便利店买酒喝，但他们一喝酒就会满脸通红，被人发现。而且，

---

① 日本的一种腌菜，将腌好的蔬菜在酒糟中浸泡后制成，据说起源于奈良。——译者注

ALDH2 活性的 3 种类型和酒量大小

活性类型	酒量大小和是否上脸	出现率		
		白人	黑人	黄种人（日本人）
活性型（NN 型）	酒量大 不上脸	100%	100%	50% 左右
非活性型（ND 型）	酒量较大 容易上脸	0%	0%	40% 左右
失活型（DD 型）	酒量小 一喝就上脸	0%	0%	10% 左右

往往还会伴随头痛、呕吐、头晕等症状，痛苦不堪。"

看来，戒酒剂这种东西，还是能躲多远就躲多远的好啊……

喝酒上不上脸也因人而异

从上述事例可以看出，喝酒是否上脸和 ALDH2 的活性有很大关系。可开头也提到过，酒量大小（ALDH2 的活性）和是否上脸也不一定总是一致。这又是怎么回事呢？

"正如前面所说，喝酒上脸主要是乙醛所致。因此，ALDH2 活性高的活性型人喝酒大多不会脸红，失活型人则大部分会脸红。可是，毛细血管对乙醛的反应因人而异，有时也会出现不一致的情形。虽然非常少见，但是也有失活型人喝酒后完全不会脸红。"

非活性型人喝酒易患食道癌?

原来如此,喝酒上脸和 ALDH2 之间的关系大体理解了。那不同类型的人分别要注意些什么呢?

"活性型人因为能喝,往往饮酒过量,习以为常,容易患上酒精依赖症。失活型人一喝就容易出事,因此,绝对不要逞强硬喝。酒桌上有人劝酒也一定要果断拒绝,明明白白地告诉对方自己不能喝酒。另外,刚才也说了,有些人虽然属于失活型可喝酒却不会上脸,所以,千万不要以为只要对方脸没红就可以一直灌酒,搞不好会引起急性酒精中毒。"

垣渊医生还说:"三种类型当中最应当心的是非活性型。"

"在稍微能喝的非活性型人身上,我们可以看到'酒量是可以练出来的'。虽然他们的 ALDH2 活性很低,不胜酒力,但如果经常喝酒,在不断代谢酒精的过程当中,ALDH2 的活性会逐渐增强。也就是说,这些人通过喝酒可以提高自己对酒精的耐受力。"

酒精基本是由 ALDH2 分解代谢的,不过,大量饮酒的情况下,则会发生药物代谢酶[①]的诱导作用以促进酒精代谢。这就是所谓的"酶诱导"[②]作用机制。垣渊医生说:"非活性型人经常性饮酒会引发酶诱导作用,因此,酒精的分解能力会逐渐增强,变得不大容易脸红。"听到这里你可能会说:"这不挺好的吗?"可事情似乎没那么简单。

---

① 药物代谢酶是指催化药物和其他外源性化学物质代谢的一类酶。——编者注

② 酶的诱导是指在某些化学物质的影响下酶的活性得以提高。——编者注

"非活性型人 ALDH2 活性生来较低，耐酒力差。即便酶诱导作用能使抗酒能力有所提高，酒精在体内停留时间比起活性型人也还是偏久。这意味着他们会长时间暴露在有毒的乙醛当中，增大患咽癌、食道癌等疾病的风险。我们医院的很多患者在住院检查时都查出了食道癌。"

另外，国立癌症研究中心的一项多目标队列研究表明，饮酒与食道癌密切相关。每天喝 1—2 合酒的人群患食道癌的风险是不喝酒人群的 2.6 倍，饮酒量超过 2 合时，患病风险则增至后者的 4.6 倍。

吸烟程度、饮酒反应不同人群饮酒与食道癌风险之间的关系

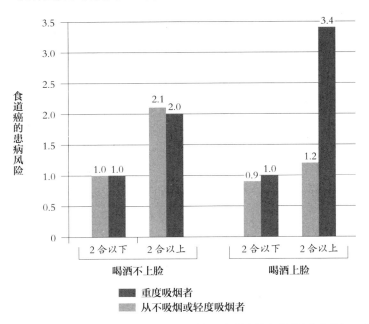

喝酒上脸体质且重度吸烟人群随着饮酒量的增加，食道癌的患病风险也会增加。引自国立癌症研究中心多目标队列研究。（Cancer Lett.; 2009,18,275(2):240-6）

这项研究还调查了食道癌患病风险与喝酒上脸体质之间的关系。研究表明，"喝酒上脸体质且重度吸烟人群患食道癌的风险会随着饮酒量的增加而增加"。

最好做个基因检测，了解自己是哪个类型

失活型人大多比较自觉，能够做到不喝酒。看来，尤其需要提高警惕的是酶诱导作用下酒量会变大的非活性型人。可是，如果不知道自己属于哪种类型，一切便无从说起。

"最好去做个基因检测，了解一下自己属于哪种类型。自以为是活性型的人，很有可能检测出来却是非活性型。为了规避癌症风险，也建议大家去专业检测机构检查一下，权当做个初期投资。近来，面向普通大众的基因检测服务也能查出这些。"

确实，喝酒年代久了便自以为是活性型的人绝不在少数。除ALDH2的活性以外，为了能够了解其他疾病和肥胖的风险，建议大家都照垣渕医生所说，去做个基因检测。

如果预算紧张，觉得基因检测太贵，那么也可以做做"酒精斑贴试验"。方法非常简单。只需拿药棉蘸取一些市售消毒酒精，用胶带固定在上臂内侧 7 分钟，然后观察刚拿下药棉和拿下药棉 10 分钟后，刚才固定药棉位置肤色的变化即可。拿下药棉后，如果肤色没有变化说明是活性型，10 分钟后变红是非活性型，即刻变红则是失活型。

前面也说过，个别失活型基因的人喝酒也不会上脸，所以，要想准确知道自己属于哪种类型，最好还是去做基因检测。"不管用哪种办法，知道自己 ALDH2 的类型都将成为一个契机，帮助我们规避癌

症等饮酒可能导致的疾病风险，从而改变自己的饮酒方式。"

不少酒友从上学时起就经常"感情深，一口闷"，渐渐练出了些酒量。可是，如果自以为是海量，经常过度饮酒，则可能增加患癌症的风险。另外，还有些人虽然不能喝酒，却因为不上脸，总被老板硬逼着喝酒。

知道自己 ALDH2 的类型以后，上述情况就有可能避免。而且，在考虑自己与酒的相处之道时，了解"自己属于哪种类型"也显得非常重要。

姜黄伤肝！脂肪肝酒友要注意

受访者：浅部伸一

自治医科大学附属埼玉医疗中心

上酒桌前得喝点姜黄保健饮料。这对广大酒友来说是个常识，甚至也成了喝酒前的一种仪式。

我自己也感觉喝点姜黄饮料后再喝酒不一样，第二天醒来更加神清气爽。每每这时，我都会忍不住感叹姜黄的神奇功效："多亏了姜黄啊！"

可是，2017年年初，网上却到处在流传姜黄并没有救人于醉酒不适的功效。而且这也不是空穴来风，消息来自美国药物化学领域权威杂志《药物化学杂志》刊载的一篇论文，在当时引起了不小的轰动。

其实，这篇论文讨论的是姜黄中所含姜黄素的功效，并没有否定姜黄的功效。[①]网上后来也对此进行了补充报道，这场风波才平息下来。

可我也听说，姜黄这种东西，肝功能不好的人少吃为妙。脂肪肝患者服用姜黄很可能产生不良影响。如今，每3个日本成年人中就有1

---

① The Essential Medicinal Chemistry of Curcumin. J.Med.Chem. 2017;60:1620–1637.

个患有脂肪肝（参考第 47 页），所以，也别觉得事不关己，不当回事。

姜黄可是广大爱酒人士的得力助手，真的不能多吃吗？带着这个问题，我去采访了自治医科大学附属医疗中心的浅部伸一医生。

有报告指出，姜黄可使肝脏受损！

浅部医生说：“我们不建议肝功能异常的人服用姜黄，主要有两个原因。一是有报告指出，姜黄会导致肝功能受损。许多研究都曾针对各种保健食品和民间偏方中姜黄的功效做过调查。”

“大约 10 年前，日本肝脏学会针对民间偏方、保健食品等非医院用药导致的药物性肝损伤开展过一项调查。正如字面意思所示，药物性肝损伤是指因服用药物而导致的肝脏损伤。调查结果显示，虽然肝脏受损有多种原因，但最主要的还是服用姜黄。姜黄导致的药物性肝损伤占比高达 24.8%。[①]因此，服用姜黄需要谨慎早已成为肝脏专家的共识。

“这项调查报告了三起死亡病例。其中一例是姜黄导致急性肝炎，引发全身多脏器衰竭而死。”

另外，根据日本肝病学会的调查，药物性肝损伤患者中，定期服用民间偏方、保健食品的人约占 91%，而且大部分人是每天服用。此外，引起复发的平均服用时间约为 160 天，30 天之内复发的高达 23.6%。

---

① 肝脏 2005；46（3）:142-148。

喝姜黄根汁喝到住院

2013 年发布的报告《保健食品、营养品损害健康的现状以及患者特征》[①]显示，导致健康受损的保健食品成分当中，姜黄名列第三。

本以为姜黄能"增强肝功能"，如今却说它是导致药物性肝损伤的原因之一……这让广大酒友怎么办呢？

浅部医生说他曾实际接触过能够印证上述调查结果的患者。

"经常有患者在其他医院查不出病因，来到我们自治医科大学附属埼玉医疗中心就诊。在为有肝功能障碍、γ-GTP 等肝功能指标异常的患者诊断时，我们通常都会考虑药物性肝损伤的可能性。给原因不明的肝病患者看病时，我一般会问三个问题，那就是'吃哪些处方药''是否吃营养品、草药'以及'有没有服用姜黄'。"

"前些天就有一位 50 多岁的男性患者由于服用姜黄而引起肝脏受损，停止服用姜黄后，指标立即有了改善。"

"这名男子的肝功能指标已经差到了需要住院的程度。他可不是只喝点含姜黄的营养品，而是用了一种更过火的方法，那就是网上买来姜黄根后，自己煮汁来喝。问诊时得知他摄入了大量姜黄，我便让他停止服用。后来，指标果然得到改善，他就出院了。"

那所有人服用姜黄都可能引发药物性肝损伤吗？

"研究表明，肝脏存在问题的人更容易出现药物性肝损伤。所以，需要提高警惕的是脂肪肝患者等肝功能不好的人以及经常饮酒的人。这些人最好不要服用姜黄。"

---

① Jpn. J. Drug Inform. 2013;14（4）:134-143.

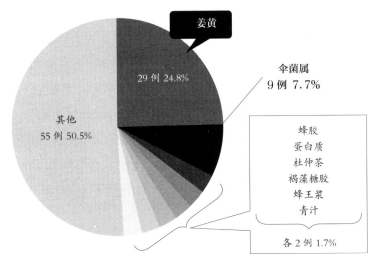

导致肝损伤的民间偏方、保健食品等致病药物

姜黄

29 例 24.8%

伞菌属
9 例 7.7%

其他
55 例 50.5%

蜂胶
蛋白质
杜仲茶
褐藻糖胶
蜂王浆
青汁

各 2 例 1.7%

69 种致病药物、117 起案例当中，姜黄导致肝损伤的共有 29 例，约占整体的 1/4。（恩地森一等 肝脏 2005 ; 46（3）:142-148）

铁成分对肝脏有危害吗？

据浅部医生说，不建议脂肪肝患者服用姜黄的另一个原因，在于姜黄中所含的铁元素。

"许多姜黄营养品的含铁量相对较高，却没有标明具体含量。目前我们已经知道，铁元素会对部分肝功能不好的人产生不良影响，丙型肝炎和脂肪肝就是典型代表。因预防贫血功效广为人知的铁元素如果摄入过多，就会大量积聚在肝脏，产生自由基（活性氧），损伤肝细胞，加重炎症。随着肝纤维化（参照第 48 页）程度的加剧，甚至可能发展成肝硬化甚至肝癌。以我多年的诊治经验来看，大多脂肪肝患者血液中的铁含量都偏高。因此，脂肪肝患者还是少摄入姜黄为好。含铁量丰富的蚬子也不能多吃。

"很多人以为多补铁是好事，但唯有对女性而言才是如此。女性因为有月经，所以需要补铁，可男性不大可能缺铁。尤其是每天喝酒或患有脂肪肝的人，这些人体内的含铁量往往过高，一定要注意。"

不少人大补姜黄、蚬子，相信这样做可以"增强肝功能"。也有人经常吃动物肝脏，认为它们富含铁元素对肝脏有益。对这些人来说，这无疑是个令人震惊的消息。我也不例外，听到这些也很受打击……

虽说无须过分担心……

我们最想知道的是，说到底姜黄是不是不要服用为好？

"如果身体健康，没有肝功能障碍的话，偶尔在便利店买瓶姜黄饮料来喝完全没有问题。实际上，也有研究表明，喝酒 30 分钟前摄入些姜黄素，可以抑制血液中乙醛浓度升高。[①]很多人也确实感觉喝酒前服用姜黄是'有用'的。

"据推断，姜黄引发药物性肝损伤的病例报告之所以很多，并不是因为姜黄异常危险，而是因为服用姜黄的人数很多。不过，像刚才所说那种长时间大量服用煮出来的姜黄根汁、精制姜黄粉等高浓度姜黄的情况一定要避免。保健食品只吃一次很少出事，大多都是长期服用才对肝脏造成了损伤。而且，肝脏有问题的人，比如脂肪肝患者最好不要服用姜黄。

---

① Biol Pharm Bull. 2011;34(5):660-5.

"不仅姜黄如此，任何保健食品都不可能完全没有副作用。对自己的健康状况心存忧虑的人，还是应该咨询医生后再吃保健食品，长期服用的话最好定期去做做检查。"

看来，即使是保健食品，自作主张地服用也很危险。如今这个时代，一些药品在网上就能买到，营养品也可以在便利店买到。正因如此，人们也更容易自作主张，自己认为"管用"便买来吃。切记，这种行为十分危险。

我们不妨趁此也重新考虑一下与姜黄的相处之道。

第 4 章

/

喝酒方面的小困惑

为什么喝水肚子胀，喝酒却不会？

受访者：松岛成志

东海大学医学院

最高温度超过35℃的炎炎夏日里，广大酒友一定会叫嚷着要喝啤酒。

就算汗流如注，擦也擦不及，只要"咕咚咕咚"来瓶冰镇啤酒，一下子就凉快了。夏天的啤酒果然好喝，不知不觉间干掉三大杯扎啤是常有的事。

看着摆在面前空空如也的酒杯，我们常常迷惑不解："为什么啤酒能喝下这么多，水就不行呢？"

身高152厘米的我，也常常惊异于自己小小的身体是如何容下三大杯扎啤（2.1升）的。

可换成是水的话，却喝不了那么多。比如说我，一次最多只能喝下300毫升水。我身边的许多男性朋友最多也只能喝下1升水。

我百思不得其解。上网一搜才发现，原来很多人也有同样的疑惑。有网友解释道："由于酒精可以被胃部吸收，所以能喝下许多。"真的是这样吗？

为了解开众多酒友的疑惑，我去采访了东海大学医学院的胃肠消化内科专家松岛成志医生。

胃部吸收的酒精仅有百分之几

首先，人喝不下太多水、却能喝下许多啤酒是确有其事吗？

松岛医生对我说："虽然我们没有实际测试过一个人最多能喝多少啤酒，但确实有人像您一样，可以喝下3—4杯大杯扎啤。一个人最多能喝多少水则是在'饮水实验'中得到验证的。实验表明，人一次最多可以喝下1—1.5升水。[①]当然，具体情况还因人而异。不过，人能喝下更多啤酒却是显而易见的。"

"人为什么能喝下许多啤酒呢？"我直截了当问道。

"确实，部分原因是酒精能被胃部吸收。但是，胃部吸收的酒精不过只占整体的5%—10%，其余部分则需要在小肠吸收。所以，它所带来的影响也微乎其微。况且，啤酒中一大半是水，而水分是不会被胃部吸收的。也就是说，大部分啤酒仍然会留在胃里。因此，网上所说的'由于酒精能被胃部吸收，所以可以喝下很多'的说法显然站不住脚。"

这种坊间说法虽有几分道理，说出的却只是个辅助因素。

"相反，酒精具有抑制胃排空（使胃内容物不易排出）的作用。瑞士苏黎世大学的一项研究发现，酒精浓度越高，抑制胃排空的作用

①　Am J Phosiol Gastrointest Liver Physiol; 2003: 284, G896-G904.

胃部吸收的酒精约为5%—10%

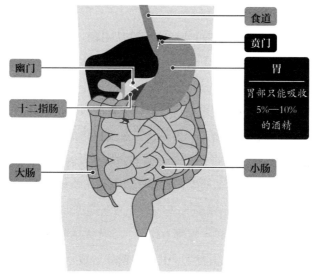

酒精在胃部也能吸收，但比例仅为整体的5%—10%，其余部分在小肠吸收。

就越强。[①]一般认为，酒精的这种作用是通过消化类激素胆囊收缩素（CCK）受体实现的。"

什么？这可闻所未闻啊！虽然啤酒的度数最高不过5度，但它同样也有抑制胃排空的作用。照这么说，"啤酒的话，可以喝下许多"非但不能成立，反而会得出"啤酒的话，喝不了多少"的结论。可是，人能喝下啤酒又是为什么呢？

[①] BMJ; 2010:341, c6731.

促胃液素有促进胃排空的作用

据松岛医生说："虽然目前还没有确切定论，但有一种说法认为，人能喝下许多啤酒可能是受到胃部分泌的'促胃液素'的影响。"

"人体分泌促胃液素的细胞是幽门（胃的出口）前庭部的 G 细胞。促胃液素的主要作用是促进胃运动，刺激胃酸、胃蛋白酶原、胰岛素分泌以及胃壁黏膜细胞增殖。另外，还有报告指出，促胃液素有抑制胃入口处肌肉运动、促进胃出口处肌肉运动的作用。[1]这就使得胃内存储大量食物成为可能，同时还有助于排出胃出口处的食物。

"德国埃森大学的一项研究表明，啤酒能促进促胃液素的分泌。[2]因此，喝啤酒可能是促进了胃排空作用，才使人能喝下许多啤酒。

"这项研究还称，通过酵母作用把糖分解成酒精而酿造的啤酒、葡萄酒等酿造酒都有这种功效，而酿造酒中又数啤酒的功效最为明显。蒸馏酒或用水稀释过的酒则未被证实有此功效。不过，促进促胃液素分泌的具体成分尚未确定。据推断，这可能和酿酒过程中产生的某种挥发性成分有关。[3]如上所述，促胃液素可能是人能喝下大量啤酒的一个主要因素。另外，也有报告指出，啤酒中含有的大麦芽胍碱 A 等成分可以直接促进胃肠蠕动。"[4]

原来如此，看来基本可以肯定，人能喝下大量啤酒是受促胃液素的影响，只是具体细节还有待进一步研究。

---

[1] World J Surg; 1979:3, 545-552.

[2] Gastroenterology; 1991: 101, 935-942.

[3] J.Clin.Invest; 1999: 103, 707-713.

[4] Alchol Clin Exp Res 2007: 31, pp9S-14S.

碳酸可促进酒精吸收

据松岛医生说，啤酒中含有的碳酸也有促进酒精吸收的作用。

"碳酸可以加快酒精的吸收。英国曼彻斯特大学的一项研究通过对饮用纯伏特加、伏特加兑水、伏特加兑苏打水三种情况进行对比发现，喝下伏特加兑苏打水以后，血液中的酒精浓度最高。[1]也就是说，酒精含量低并含有碳酸的情况下，酒精吸收率会升高。

由此可以推断，饮用度数低且含碳酸的啤酒，与饮用其他酒精饮料相比，酒精的吸收率更高。不过，啤酒的酒精含量最多不过5%左右，其余95%的成分并未参与其中，因此，这还算不得主要原因。"

顺便提一句，松岛医生说，啤酒中含有的琥珀酸、苹果酸等能促进胃酸的分泌。日式旅馆的晚餐之所以提供富含琥珀酸、苹果酸的梅酒或李子酒等开胃酒，就是考虑到它们能促进胃酸分泌，刺激胃部蠕动。因此，酒桌上先喝点啤酒，除图个爽快之外，还有这个好处。

我们已经知道，人可以喝下很多啤酒主要是因为促胃液素的作用。可是，也不能因为肚子里放得下，便大杯扎啤一杯接一杯地喝个不停。真这么喝的话肯定会宿醉，更何况啤酒还有利尿作用。松岛医生坦言自己也是个酒鬼，上学时候曾经和朋友四个人干掉过20升啤酒。他苦笑着感慨："喝多了的苦头，第二天都吃不完啊。"

松岛医生还再三叮嘱："要是不想第二天难受，就一定要多补充水分。"不过，啤酒绝大部分是水，边喝啤酒边喝水确实有些困难。所以，饭局结束回到家里后，一定要记得喝点水。

---

[1] Journal of Forensic and Legal Medicine; 2007: 14,398-405.

"飞机上喝酒很危险"是真的吗?

受访者: 大越裕文

渡航医学中心西新桥诊所

"在飞机上喝酒比平常更容易醉。"

诸位酒友自不必说,相信很多人都有过"飞机上喝醉"的经历。有一次,我在飞机上喝啤酒,刚喝一罐便喝高了。而且,平常喝酒面不改色的我,那次却喝得满脸通红。

对向来拿啤酒当水喝的我来说,这可是件了不得的大事。从那以后,我便尽可能不在飞机上喝酒。

可这是为什么呢?为什么在飞机上喝酒比在地面更容易醉呢?莫非是身在旅途,酒不醉人人自醉?

一查才发现,原来这与所谓的"经济舱综合征"有一定关系。只是容易喝醉倒还好说,关乎生死的话,事情可就非同小可了。

为此,我去访问了大越裕文医生[1]。

---

[1] 航仁会渡航医学中心西新桥诊所理事长,东京慈惠会医科大学外聘教师。

飞机上最好不要喝酒

"或许是旅途的解放感使然，很多人坐飞机时都想喝点酒。不过，我们的建议是，最好不要在飞机上喝酒。"

什么？！虽然话说得很委婉，但其实是突然下了一道禁令：不要在飞机上喝酒。连医生都这么出言相劝，飞机上饮酒真的有那么危险吗？

"飞机起飞以后，在海拔约 1 万米的高空飞行。飞行期间，飞机从舱外吸入空气，通过增压系统调节舱内气压。飞行中，舱内气压约为 0.8 标准大气压，最低不会低于 0.74 标准大气压，与富士山半山腰（2000—2500 米）的气压相当。舱内气压低于这个水平时，人就容易产生高原反应，所以，客舱内的气压通常都会维持在这个水平。

"气压下降时，氧分压也会随之降低。具体来说，飞机内的氧分压通常会降到地面的 80% 左右。说得再通俗些，就是人在飞机上呼吸，每次吸入体内的氧气量会比地面减少 20%。在这种情况下，人体会通过加快呼吸、脉搏来适应环境。尽管如此，血液中的氧含量（氧饱和度）也只有 92%—93%，人体依然处于低氧状态。氧饱和度低于90% 时，人就会陷入危险。换句话说，人在飞机上时离危险只一步之遥。而低氧正是'飞机上喝酒比平时容易喝醉'的原因所在。"

人在低氧状态下醉得更快?

关于机内容易喝醉的原因,民间有两种说法:"飞机内气压较低,会使人体外围的血管扩张,血液循环加快,从而加速酒精在体内的循环","由于处于低氧状态,人体无法提供用于分解酒精的氧气,因此,会导致酒精分解变慢"。不过,据大越医生说,目前医学上还没有证据能够证明这些说法。

那么人处于低氧状态时,身体究竟会发生哪些变化呢?

"大脑处于低氧状态时,会出现机能下降、判断迟钝等近似于醉酒的症状。低氧状态下喝酒,酒精对人体的影响比平常更大,因此才会感觉'醉得更快',倒不是因为血液中酒精浓度升高或者酒精吸收速度加快等等。可能有人会说,如果只是酒精容易发挥效力,那也不是什么大问题嘛。可是,对于患有心脏病、糖尿病、各种血管类疾病的人来说,这却可能加重他们的病情,因此,这些人尤其需要加倍小心。"

喝完酒就睡觉很危险

大越医生曾经在从成田飞往曼谷的航班上,戴着脉搏血氧仪测量氧饱和度的变化。飞行中氧饱和度的平均值是 92.8%,可见,人体经常处于低氧状态。而且,氧饱和度有时还会跌破 90% 的警戒线。

进一步观察图表可以发现,飞到多一半时,血氧饱和度一度持续跌破警戒线。我问大越医生这是怎么回事,他说这是喝了两三杯葡萄酒睡着时的情形。

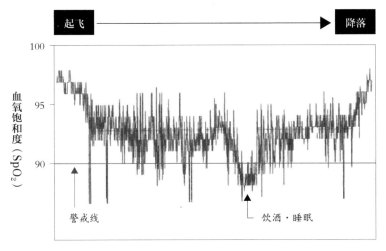

飞行中血氧饱和度的变化

成田至曼谷飞行途中血氧饱和度的变化。数据是大越医生亲自戴脉搏血氧仪所测。

"正常人在睡觉时呼吸也会变浅，所以，与清醒时相比，入睡时人都会处于低氧状态。而摄入酒精会使人体对低氧的反应变得迟钝。所以，喝完酒后睡觉会加剧低氧症状，极其危险。"

出国旅游这种航班需要飞行很久的情况下，大家总觉得"喝点酒再睡一觉，可以让身体好好放松一下"。今天才知道，别说放松身体了，这么做简直是置自己于危险之中！

而且，为了能即刻入睡，我还总喝些威士忌、白兰地等高度数的酒。真是无知透顶，想来可恨又可气啊……

此外，还有研究对低地（海拔171米）和高地（3000米）饮酒前后血液中的氧含量进行过比较。结果发现，在高地饮酒时，血液中的氧含量比在低地饮酒更低。另外，研究还发现，无论身处低地还是高地，摄入酒精以后，血液中的氧含量均有所下降。[①]这也说明，摄入酒精会加剧身体的低氧状态。

机舱内湿度只有 20%！非常干燥

据大越医生说，机舱内可怕的不仅仅是低氧状态。

"除低氧以外，还要注意舱内干燥很可能导致缺水。加上酒精的利尿作用，更会加剧缺水状态，引发所谓的经济舱综合征等健康问题。

"飞机上非常干燥。飞行 30 分钟左右，舱内湿度会下降到 30%，之后甚至会降到 20%，竟不到舒适湿度（40%—70%）舒适湿度的一半。干燥状态下摄入具有利尿作用的酒精，会导致血液中水分缺失，血液变得黏稠，增加血栓形成的风险。而且，飞机上保持同一姿势久坐不动，本来就容易导致血栓形成。

"这就是'机内饮酒可能导致经济舱综合征'的原因。为了预防经济舱综合征，还是不要在飞机上喝酒为好。特别是那些患有心脏病等血管疾病以及生活方式病的人，更应多加注意。另外，避孕药也会增加血栓风险，服用避孕药的女性也要特别注意。"

飞机上确实异常干燥。无论眼睛还是皮肤，都感觉干巴巴的。在这种情况下，酒友们往往想着喝点啤酒来润润喉咙，谁知酒精非但不能补充水分，反而会加剧脱水症状。

---

① Roeggla, G. et. al. Ann Intern Med 1995; 122: 925−927.

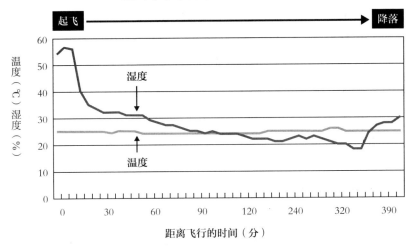

飞行中机舱内湿度和温度的变化

起飞 ➡ 降落

成田至曼谷飞行途中机舱内湿度和温度的变化。由于飞机上有空调设备，舱内温度保持在24℃左右。另一方面，由于换气时吸入的舱外空气湿度较低，所以起飞30分钟左右，舱内湿度降至30%，两小时后又降至20%。

仔细一看，航空公司官方网站的注意事项里都明确写着："酒精具有利尿作用，喝酒后排尿频繁，很可能导致血液中水分减少，形成血栓。"

饮酒量应该控制在多少？

可是，"明知不可却还是要喝"实可谓酒鬼的本性。如果飞机上实在想喝酒，酒量应该控制在多少呢？

"飞机上最好还是不要喝酒。如果实在想喝，一定要减量。粗略来说，以不超过平常酒量的一半为宜。另外，威士忌、白兰地等高度数酒最好兑点水喝，因为纯饮或加冰都容易放大酒精的影响。而且，要小心啤酒、气泡酒等含碳酸酒类。乘坐飞机时，胃肠道内的空气会膨胀，所以，为了避免肚子胀气，最好不要喝含碳酸的酒水。"

我还问了大越医生一个问题："如果飞机上不能喝酒，那上飞机前能不能喝呢？"结果被大越医生痛批："在气压、湿度等环境发生改变前已经喝醉，这岂不是胡闹！"确实，一样是摄入了酒精嘛……真是个蠢问题。

每小时应补充 100 毫升水分

除了控制酒量以外，还有什么需要注意的地方吗？大越医生还劝我们要多喝水。

"补充水分非常重要。包括食物中的水分在内，一个人每小时应该摄入 100 毫升水分。虽然具体情况因人而异，但人体每千克体重平均每小时应该摄入 2 毫升水，所以，体重 50 千克的人每小时应摄入 100 毫升水，体重 100 千克的人每小时应摄入 200 毫升水。水一定要勤喝多喝，别等到口渴之后才喝。"

此外，大越医生还说："为了预防血栓，长途飞行时，适当活动活动身体也很重要。比如，可以做做腿部弯曲伸展运动等。"女性朋友的话，穿弹力袜据说也是一种行之有效的方法。如果骨折腿被固定住了，可以事先咨询主治医生，开点预防血栓的药。

"虽然吓唬了大家这么半天，但其实也没什么可怕的。最重要的是牢记'飞机上的环境不同于地面'。只要能意识到这一点，就不会毫无顾忌地喝到烂醉。当然，作为一名医生，我自然希望大家下了飞机再去喝酒……"

饮酒可是长途飞行中的一大乐趣。以前，航空公司也把飞机上提供酒水当作一项服务。可是，2000 年左右，经济舱综合征一度引发热议，自此，才开始有航空公司改变想法，在官方网站提醒乘客乘机时不要喝太多酒。

许多人会在休假时选择出国旅行。如果在飞机上喝太多酒，搞得身体不舒服，岂不是糟蹋了这难得的旅行？而且，万一飞机出问题，喝得烂醉也很难采取适当的行动。

所以，如果不希望花了大价钱的旅行变得索然无趣，还是尽量别在飞机上喝酒为好。

醉后为什么爱重复同样的话?

受访者:柿木隆介

自然科学研究机构生理学研究所

醉酒人的行为有时非常滑稽古怪。喝到后来就翻来覆去地说同样的话,明明可以坐公交车回家偏偏要走着回去……

这些特有的醉汉行为背后,其实隐藏的是大脑和酒精之间不可思议的关系。这次,我去采访的是自然科学研究机构生理学研究所研究人体和大脑机能的柿木隆介老师。

"人类大脑中,有一道阻止有害物质进入脑组织的'血脑屏障'。换句话说,这是一种为大脑提供屏障的结构,只有分子量小于 500 道尔顿①的脂溶性物质才能通过。酒精同时满足这两个条件,因此可以轻而易举地穿过血脑屏障进入大脑②,暂时性地麻痹整个大脑,引发各种醉酒行为。"

---

① 原子质量单位,符号为 D,从碳 12 原子质量的 1/12 为标准,约等于 1.6606×10^{-27} 千克。千道尔顿(KDa)也是常用的原子质量单位。——编者注
② 一级醇乙醇分子量为 46.07。

柿木老师说："人脑中最容易受到酒精影响的是额叶、小脑和海马体这三个部位。额叶控制人的理性思考，小脑对躯体运动有调节作用，海马体则负责记忆的储存。喝醉的人常常做出令人意想不到的举动，就是大脑的这些部位发生功能障碍所导致的。"

额叶被酒精麻痹后，人就想吐露"心声"

"正常情况下，有赖于'理性守门员'额叶的作用，人才可以保持理性。然而，一旦酒精进入大脑，额叶就会从守门员的角色中解放出来，调控功能随之减弱。相信大家都见过喝多了就开始说别人坏话、秘密或自吹自擂的人。早期有一种说法认为'这是多巴胺、肾上腺素等激素的兴奋作用使然'。平常绝不轻易出口的事情，喝酒以后却敢放开了说，这便是额叶被酒精麻痹后的典型状态。"柿木老师说道。

醉酒后的行为虽然因人而异，但大声说话、开荤段子、离得很远却非要走着回家等，都是酒精麻痹额叶造成的。随着醉意加深，额叶控制理性的作用会逐渐减弱。酒桌上经常听到人说"这事我只告诉你一个人"，也是同样的原因。

被酒精"解放"了的额叶简直让人口无遮拦。

不过，说别人坏话或者吹牛都还不算严重。喝得再多些时，酒精还会对人的行为产生更大影响，这就涉及小脑。

小脑是掌控人体平衡感、细微运动、精细动作、感觉信息的部位。

"在酒精的影响下，小脑机能逐渐下降，便无法保证肢体动作的流畅性和准确性。因此，酒后经常出现走路晃悠、口齿不清、无法完成操作智能手机等精细动作的现象，任谁都能看出是喝多了的人。"

喝醉也能回到家是长时记忆的功劳

很多酒友都有过"断片"的经历吧?

第二天起床后,想不起昨晚结账时有没有付钱,内心惴惴不安。跟别人一打听,知道自己和大家聊得很开心,钱也付过了,才总算放下心来。然而,这一切的一切,当事人却都不记得了。

解开这个谜团的关键在于海马体。

"海马体有储存短时记忆和将它转化为长时记忆两种功能。短时记忆只能暂时记住新事物,记忆时间非常短暂。举例来说,就好比在电脑上输入数据后,没来得及保存便被切断了电源。喝醉酒的人之所以会重复说同样的话,不记得有没有结过账,就是因为记忆没有保存下来。"柿木老师解释道。

所以,醉汉才会翻来覆去说同样的话。

可是,喝醉酒的人虽然记不得说过什么话,却回得了家,仿佛搭载了目的地是家的导航系统一般。这又是为什么呢?

据柿木老师说,这是"长时记忆的功劳"。

"人们也把长时记忆称为'情节记忆''回忆记忆'等。长时记忆会在大脑中保存很长时间。回家的路每天都走,因此,路线已在脑海中固定下来,形成了长时记忆。人每天都会从记忆库中调取大量记忆,所以,即使喝醉以后也能轻车熟路地调取记忆。这就是喝得快要失去意识却仍回得了家的原因。"

外出旅行或出差时,喝得烂醉后回不了酒店,就是因为回酒店的路线还没有形成长时记忆。

知道酒精和大脑之间的关系以后，醉酒的所有怪异举动便都解释得通了。不过，只有喝醉的人会把那些举动当成"酒后失态"，一笑置之，没喝多的人可都在冷眼旁观。

如果你也是喝醉的人中的一员，不妨重新思考一下自己与酒的相处之道。

喝多了为什么会吐?

受访者: 古川直裕

川崎医疗福祉大学医疗技术系

有一种行为是广大酒友避之唯恐不及的, 那就是呕吐。

白白糟蹋了美酒不说, 吐完还得恶心一阵子。可悲的是, 尽管有过那么多次呕吐的经历, 吃尽了苦头, 可时不时地还是要喝到吐, 正是酒鬼的本性。

不少称不上酒鬼的人也都喝吐过。喝醉酒为什么会吐呢? 这次, 我去访问了川崎医疗福祉大学医疗技术系熟知呕吐生理学机制的古川直裕老师。

"呕吐过程可以分成几个阶段。首先, 是感觉身体不适 (恶心), 同时产生分泌大量唾液等自主神经反射。其次, 小肠、胃部发生逆蠕动, 小肠内容物暂时进入胃部。接下来, 呼吸停止, 呼吸肌同时强烈收缩, 腹压增高, 便会导致所谓的'干呕'。这时, 食管上括约肌 (食管上口) 和声门关闭, 为防止内容物流回肠道, 幽门 (通向十二指肠的胃的下部) 也同时关闭。最后, 食管上括约肌松弛,在腹压的作用下，胃部内容物一股脑从口腔喷出。这就是呕吐的全过程。"

呕吐是维持生命的不可或缺的生理机制

据古川老师说，呕吐这种生理行为是"人体生理机制当中维持生命活动至关重要的作用机制"。吃了对身体不好的东西后吐出来，确实堪称一种重要的自我保护反应。

可是，由于呕吐的相关研究必须依赖于动物实验，因此，人体生理学领域尚有许多未解之谜。据古川老师说，呕吐的原因可以分为六种，分别是①腹内脏器刺激②血液刺激③前庭器官刺激④嗅觉、味觉、视觉刺激⑤精神刺激⑥中枢神经刺激。酒精引起的呕吐属于上述第②种情况。

想吐就吐，忍耐伤身！

"饮酒过量，血液中的乙醛浓度超过某个临界值时，就会向位于延髓极后区的化学感受器触发区发出信号。信号经由参与咽反射并负责管理味觉和内脏感觉的孤束核后，再传导至呕吐中枢，引起呕吐。醉酒呕吐其实是身体面临危险时发出的紧急信号，所以，顺应自然地吐出来即可。"

不少"酒中豪杰"觉得美酒佳酿吐了岂不可惜，也有酒友嫌丢人硬忍着不吐，但这种做法对身体非常不好。

呕吐的六大诱因

1	腹内脏器刺激 摄入毒品、食物中毒、腹部疾病、腹部受到重击或接受射线检查等引起的呕吐
2	血液刺激 药物、细菌毒素、尼古丁、煤气、酒精、代谢物等引起的呕吐
3	前庭器官刺激 晕车、梅尼埃病等引起的呕吐
4	嗅觉、味觉、视觉刺激 刺鼻的气味、讨厌的味道和颜色、旋转动图等引起的呕吐
5	精神刺激 内心压抑，强烈的厌恶、恐惧、焦虑情绪，精神创伤等引起的呕吐
6	中枢神经刺激 颅内压增高、脑出血、脑瘤、蛛网膜下腔出血等脑部疾病引起的呕吐

别用手抠喉咙来催吐

恐怕不少人都曾经因为想"早吐早轻松"，便把手指伸进喉咙里催吐。可是，古川老师忠告道："这种做法一定要尽量避免。"

"刚才我们也说过，呕吐可谓终极的'生命维持装置'，因为它会对身体造成非常沉重的负担。呕吐物中含有胃酸以及能够分解脂肪引起食管黏膜损伤的胆汁。吐完以后，喉咙里老感觉有东西卡着，还泛酸味，很有可能是因为胃酸对食道造成了损伤。呕吐前大量分泌唾液，就是为了保护食道免受胃酸和胆汁的损害。因此，这些准备工作还不到位时强行催吐，很可能会对食道造成损伤。除非是饮酒过多要尽快把酒精排出体外等万不得已的情况，否则一般尽量不要强行反复催吐。"

那想吐又吐不出来的时候该怎么办呢？"感觉不舒服时，能够加快呕吐的科学的方法是，屏住呼吸、闻点气味强烈的东西。比如闻闻香水或者泡菜等，一般很快就能吐出来。可是，关键时候身边不一定有这些东西，所以，还有一种更简单稳妥的办法，那就是喝2—3杯水来刺激胃部。"

呕吐是一种复杂的生理过程

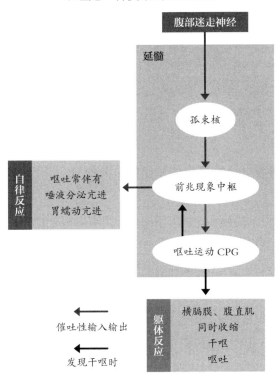

呕吐信号经由腹部迷走神经传递至延髓，引起呕吐反应。所谓"呕吐运动CPG"，是中枢神经系统内的控制程序，是一系列神经元的集合体（古川）。（改编自比较生理生化学，16（3），1999年）

酒后洗澡要当心呕吐

讲完呕吐的生理学机制和危害以后，古川老师又补充道："虽然同样是呕吐，但有一种情况会对身体造成更大的负担。那就是酒后洗澡引发的呕吐。"

"酒后洗澡会使血流量急速增加诱发呕吐。我个人以为这可能是酒精麻痹大脑，导致唾液分泌等自主神经反射变得迟缓，因此才会没有任何前兆地诱发呕吐。没有前兆的呕吐可能引起食道撕裂，严重者还可能导致出血。"

很多人喝酒以后，都想泡个澡出身汗来醒酒，但这种行为十分危险。"尤其是喝得烂醉如泥时，最好还是忍到第二天早晨再洗澡。"

只吐胃液也可能是身体发出的危险信号

避免呕吐的措施和预防醉酒的道理其实是相通的。比如，为了减缓胃部吸收酒精的速度，喝酒之前可以吃点奶酪，摄入些蛋白质。

如果胃里没东西，吐来吐去只见胃液，那可能是身体发出的危险信号。

"这种情况很可能是急性酒精中毒，最好赶紧抢救。"古川老师说。如果吐了半天也不见停，千万不要外行充内行，不当回事。

酒友最不能忍的就是喝多了被送去医院。可是，看医生可是我们"最后的堡垒"。还是要摸索"不沉溺其中的饮酒之道"啊！

"酒量可以练出来"是真的吗？

受访者：浅部伸一

自治医科大学附属埼玉医疗中心

"多喝就能练出酒量。"

上学时，不少人都被学长学姐拿这套略显老套的说辞劝过酒吧？

这话在我身上倒是挺准。喝酒次数多了，我果然越来越能喝。可是，也有人不管喝多少回还是难受，酒量也毫不见长。

人的酒量大小究竟是由什么决定的呢？这次，我去采访了自治医科大学附属埼玉医疗中心的肝病专家浅部伸一医生。

酒量是遗传的

酒量能不能练出来，说白了是由基因决定的。

"引起酒后不适的罪魁祸首是酒精的代谢产物乙醛。而负责分解乙醛的乙醛脱氢酶（ALDH）的活性是由基因组合决定的。携带两个'强活性基因'的人可以迅速分解乙醛，酒量就好。携带两个'弱活性基因'的人则会导致乙醛在体内迅速积累，酒量就差。"

从遗传的角度来看，能不能喝酒非常简单。父母都能喝，孩子就是海量；反之，父母都不能喝，孩子酒量就差。

"能不能喝也看人种。白人和黑人的基因组合几乎100%是海量。而包括日本人在内的黄种人中海量约占50%，不能喝的约占10%，其余则属于酒量可以练出来的类型。

有趣的是，各携带有一个'强活性基因'和'弱活性基因'的人虽然酒量还行，但最开始时也和不能喝没多大差别。只是，这种类型的人随着饮酒次数增多，酒量就会提升。"

不少人虽然携带一个'强活性基因'，却常常误以为自己是不能喝的类型。

要想知道自己的酒量，有一个简单易行的办法，就是前文介绍过的"酒精斑贴试验"。

药物代谢酶活性增加可以提升酒量

"反复代谢酒精的过程当中，乙醛脱氢酶的活性会逐渐增加。此外，参与酒精代谢的细胞色素P450酶系（以下简称CYP3A4）的活性也会增加[①]。"

CYP3A4主要负责药物代谢，广泛分布在肝脏当中。随着CYP3A4活性增加，喝酒后不仅不再难受，喝酒上脸体质的人也会变得不大脸红。可惜，目前我们还无法量化CYP3A4的活性。不过，如

---

① 细胞色素P450酶系包括多种代谢酶，其中在酒精代谢中起重要作用的是CYP2E1和CYP3A4等。

果你实实在在感觉比以前能喝了，那有可能就是 CYP3A4 的功劳。

可是，如果长期不喝酒，两种酶的活性都会降低，只喝一点也会喝醉。浅部医生就是"酒量可以练出来的类型"。他说自己曾在乙醛脱氢酶和 CYP3A4 活性很高的状态下，尝试过一个月滴酒不沾，结果再喝酒时酒量变得奇差无比。

"乙醛脱氢酶的活性因人而异，千万不可以'硬练'。"浅部医生忠告道，"而且，易患'酒精依赖症'的不是那 50% 的海量酒豪，而是'酒量可能变大'的 40% 的人群。"天天喝酒的人很可能会产生一种错觉，以为自己很能喝，结果便越喝越多，一不小心就会对酒精产生依赖。真要到了这个地步就得寻求专业人士的帮助，就别谈什么锻炼酒量了。

如果酒量练出来却得了病，又有什么意义呢？所以，一定要根据每天的身体状况调整酒量，保证适量，不要喝得宿醉。细水长流，才能享受美酒人生啊。

CYP3A4 酶活性增强会使药效降低？

虽然 CYP3A4 酶能够影响酒量大小，但也不要忘记，CYP3A4 酶活性增强也有弊端。

CYP3A4 酶活性增强，会改变药物有效成分的代谢速度，导致无法产生预期的药效。

药效可能降低的是那些经 CYP3A4 代谢的药物。比如，降压药（硝苯地平等）、BZD 类安眠药（三唑仑等）、预防血栓的华法林、降胆固醇的他汀类药物等。长期服用这些药物的人要多加注意。

第 5 章

/

酒与疾病方面的最新医学发现

饮酒是导致大肠癌的确定性风险因素

受访人：沟上哲也

国立国际医疗研究中心临床研究中心

即使是天天喝酒的嗜酒之人，也无人不谈"癌"色变。

不管怎么说，癌症可是导致日本人死亡的第一大原因。日本男性一生罹患癌症的概率高达 63%，女性高达 47%。许多人可能都知道，饮酒是导致癌症风险增加的一大要因。

饮酒尤其会增加患喉癌、食道癌的风险更是人尽皆知。我身边有个朋友就是因为拿加冰威士忌当水喝，结果患上了食道癌。

职场中流砥柱的克星——大肠癌

在众多癌症当中，中老年职场人士最怕的要数"大肠癌"。日本国立癌症研究中心 2016 年 8 月公布的数据显示，从患病部位来看，男女罹患大肠癌的人数均高居所有癌症的第二位，若把男女相加，罹患大肠癌的总人数更是高居榜首。此外，大肠癌还位列女性癌症死因的第一位（男性是第三位）。据说，步入五十岁以后，成为职场"中流砥柱"人群的大肠癌发病率会逐年升高。

嗯，看来年近半百的我也大意不得啊。说起来，如今确实经常听身边的酒友说"体检查出了大肠内有息肉""得了大肠癌早期，做了个手术"之类的事。

近来也有许多名人得了大肠癌，还有不少人在与病魔的抗争中不幸丧命。

我一直以为，大肠癌是摄入过多肉类、脂肪的饮食习惯所导致的。2015 年，关于"摄入红肉、加工肉类会增加大肠癌患病风险"的调查报告发布以来，便被媒体大肆报道，今天想来仍记忆犹新。然而，实际情况似乎并非如此。

听说大肠癌也和饮酒有很大关系，这是真的吗？为什么喝酒会对大肠癌产生影响呢？带着这些问题，我去请教了国立国际医疗研究中心临床研究中心的沟上哲也老师。

大肠癌死亡人数多达 5 万人！

我首先向沟上老师了解了一下大肠癌的现状。

沟上老师说："以前，大肠癌多发于欧美地区，可近年来它也成了日本的一大问题。日本死于大肠癌的人数近来已经达到了 5 万人。"

原来如此，那主要原因是饮食习惯的西化吗？

"正如你所说，生活习惯的变化是其中的一大要因。肠道较长的日本人，像欧美人一样摄入大量红肉和脂肪时，会给肠道带来非常不好的影响。红肉、加工肉类的风险早已被曝光过，一度传得沸沸扬扬，这事你也知道。然而，导致大肠癌患病风险增加的因素可不只是这个。饮酒也是导致大肠癌患病风险增加的一个重要原因，不过令人意想不到的是，这个原因却鲜为人知。"

饮酒增加大肠癌的患病风险是确定的

国立癌症研究中心曾做过日本人患癌风险与生活方式的因果关系评价。基于国内外最新研究成果，国立癌症研究中心把整体患癌风险和不同部位的患癌风险整理成"癌症风险、预防要素评价一览表"，公布在了网站主页。

根据这项评价，导致大肠癌患病风险增加的因素当中，唯一确定的就是饮酒。可能性仅次于饮酒的是肥胖，属于基本确定的因素。

那饮酒会导致大肠癌的患病风险增加多少呢？

沟上老师的研究团队通过综合 5 项队列研究的结果，分析总计 20 万研究对象的数据，对日本人饮酒和大肠癌患病风险的因果关系进行了评价，并于 2008 年将其发表在专业期刊。结果显示，"无论男性还是女性，过度饮酒均会导致患大肠癌、结肠癌、直肠癌的风险上升。这种倾向在男性身上尤其明显"。

从沟上老师团队的分析结果来看，每天摄入纯酒精 45.9 克、46—68.9 克、69—91.9 克、92 克以上的男性，患癌风险分别是完全不喝酒男性的 1.4 倍、2.0 倍、2.2 倍、3.0 倍，患癌风险随着酒精摄入量的增加成比例升高。女性虽然不如男性明显，但每天摄入酒精超过 23 克时，女性的患癌风险也会升高到不喝酒女性的 1.6 倍及以上。

说实话，我真的没想到喝酒会有这么大的危害。对担心得大肠癌的酒友来说，这无疑是个残酷的消息。23克纯酒精仅相当于1合清酒。在酒友看来，实在没有多少。

另外，大肠大体上可以分为靠近肛门的直肠部分和直肠上端呈弯曲状部位（乙状结肠）上面的结肠部分，这些部位的患癌风险都会因喝酒而增加。

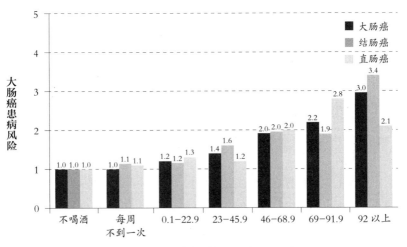

酒精摄入量与大肠癌患病风险之间的关系（男性）

大肠癌的患病风险随着酒精摄入量的增加呈现上升趋势（以完全不喝酒人群的大肠癌患病风险为1）。据推测，酒精每日摄入量每增加15克，会使大肠癌的患病风险增加约10%。（Am J Epidemiol. 2008;167:1397-1406）

为什么喝酒会导致大肠癌？

沟上老师分别对日本人和欧美人饮酒量与大肠癌患病风险之间的关系做了分析。结果发现，随着饮酒量的增加，日本人患大肠癌的风险显著上升，而欧美人则上升得非常缓慢。

这难道是日本人酒精耐受性低所导致的吗？

"正如你所说，单从人种来看，日本人的酒精耐受性整体偏低。同样是每天饮酒不满 2 合的情况下，酒精耐受性高的欧美人患大肠癌的风险并未增加，可日本人患大肠癌的风险却会增加 1.4—1.8 倍。"

虽然这对日本人来说不可不谓一桩憾事，但我们也只能接受这种"差异"……

大肠可分为"结肠"和"直肠"

大肠

横结肠

升结肠

小肠

降结肠

盲肠

阑尾

直肠

乙状结肠

结肠

直肠

在大肠癌当中，发生在肛门附近直肠处的"直肠癌"和上端乙状结肠处的"乙状结肠癌"占整体的 70%。

那饮酒导致大肠癌的机理是怎样的呢？

沟上老师说："饮酒导致大肠癌的机理目前尚未被完全阐明。"

"首先，这可能是乙醛的毒性所导致的。已有实验证明，酒精的代谢产物乙醛具有致癌性。因此，那些经常喝醉以及喝酒上脸的人，会有更长时间暴露于乙醛的毒性之中，导致患癌风险增加。

"近来针对酒精代谢相关基因类型与大肠癌关联性的研究表明，两者之间并无明确关联。因此，饮酒之所以会增加患大肠癌的风险，并非遗传因素所致，而可能是酒精的代谢产物乙醛在肠道内细菌的作用下，抑制叶酸的吸收和利用，才导致患大肠癌的风险增加。"

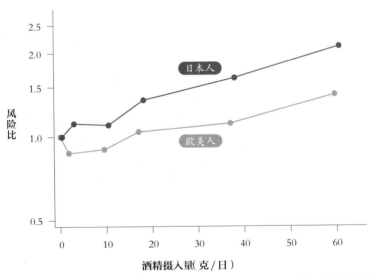

大肠癌的患病风险随着酒精摄入量的增加呈现上升趋势（以完全不喝酒人群的大肠癌患病风险为 1）。（Am J Epidemiol. 2008;167:1397-1406）

要积极补充叶酸

"叶酸是一种 B 族维生素。从它的名字也能看出，叶酸广泛存在于绿叶蔬菜当中。叶酸是细胞合成和修复过程中的重要营养成分，也是合成细胞遗传信息载体——DNA（基因）的必要成分。可之前也说过，乙醛会抑制肠道内叶酸的吸收。因此，它很可能导致细胞的合成和修复受阻，造成基因损伤等大肠癌的早期症状。"

虽然具体机理尚不明确，但叶酸与癌症的预防之间确实存在着某种联系。可以说，叶酸的出现给我们带来了一线光明。那么，经常喝酒的人只要服用叶酸就能够预防大肠癌吗？

"很遗憾，即使大量摄入叶酸，也不能肯定就可以降低大肠癌的患病风险。因为大肠癌的致病原因错综复杂，不像吸烟导致肺癌因果关系那么明确。话虽如此，积极摄入叶酸、避免体内缺乏叶酸总不会错。西兰花、菠菜、油菜等绿色蔬菜，以及柑橘类水果中都含有大量叶酸。尽量不要通过营养品来补充叶酸，从食物中摄取叶酸才是最好的。"

饮酒还是不宜过量

最后，沟上老师还为我们总结了一些预防大肠癌的注意事项。

沟上老师指出，首先还是要控制饮酒量。"从前面的图表中也可以清楚地看出，大肠癌的患病风险会随着饮酒量的增加而上升。所以，首先要把饮酒量控制在 23—45.9 克纯酒精（相当于 1—2 合日本清酒），这是大前提。"唉，果然绕不开"节酒"两字啊……

饮食方面，多摄入膳食纤维也是很重要的。

"建议多摄入来自五谷杂粮的膳食纤维。以前大家普遍认为要补充膳食纤维，最好多吃牛蒡等蔬菜，但最新研究表明，大米、小麦等谷类中也含有大量膳食纤维。吃白米饭时不妨掺点杂粮。此外，也要多摄入牛奶等富含钙质的食物。"

如今，糙米、大麦等早已上了许多人家的饭桌。好在这些食材并不稀罕，家家都能吃到。

沟上老师还警告，肥胖也会增加患大肠癌的风险。"一定不能让BMI超过25。为此，最好能养成每周运动150分钟的习惯。"

肥胖是导致癌症等各种疾病的元凶。代谢综合征患者尤其需要多加小心。沟上老师说的每周150分钟的运动量，平均到每天只有20来分钟。多走一个车站，或者不坐电梯改走楼梯，稍加留心就能做到。

大肠癌患者的数量与过去相比确实有明显增加，人们的担心也不无道理。可是，沟上老师同时还指出："大肠癌如果发现得早，治愈的可能性很大。因此，及早发现非常重要。建议大家40岁以后，每年都去做一次肠癌筛查。"

不要过度担心，只要定期去做肠癌筛查，留心日常饮食，就可以与美酒长相伴。

得了胰腺炎，可能再也喝不了酒

受访者：清水京子

东京女子医科大学消化内科

说起酒友最担心的身体部位，还得数辛辛苦苦为我们分解酒精的大功臣——肝脏。

每次做完体检拿到血液检测报告后，大家最先看的就是 γ-GTP、ALT 等肝功能指标。

忍痛割爱设置的"休肝日"，顾名思义，就是在为肝脏着想。很多人以为"只要肝好就没事"，但其实还有一些器官和肝脏同样重要，甚至比肝脏还更大意不得，比如"胰腺"。胰脏也和肝脏一样，有着"沉默的器官"之称，它在人体消化过程中起着非常重要的作用。

就酒精和胰腺之间的关系，我去请教了医科大学消化内科的副教授清水京子医生。

胰腺与代谢综合征、糖尿病也密切相关

"胰腺有两大主要功能：一是外分泌功能，分泌用来消化蛋白质、脂类、糖类的酶；二是内分泌功能，分泌胰岛素、胰高血糖素等调节血糖水平的激素。"

近年来，低糖饮食大为流行，低糖饮食的关键词"胰岛素"听来也不陌生吧？与代谢综合征关系密切的 2 型糖尿病患者，为控制血糖水平注射的也是胰岛素。

比起其他器官，人们对胰腺这个名字可能没那么熟悉。可是，胰腺也和我们常听说的肝脏、肠胃一样，在消化系统中扮演着重要的角色。

即使急性症状消失，也不能完全治愈？

说到酒精和胰腺之间的关系，与诸位酒友关系最密切的首数"胰腺炎"。光是这几年，就有"Tutorial"①的福田充德、"次长课长"②的河本准一、"中川家"③的中川刚等搞笑艺人患上胰腺炎，引起社会广

① 日本谐星组合，吉本兴业旗下艺人，由德井义实和福田充德于 1998 年组成。2011 年，35 岁的福田充德被查出急性胰腺炎，住院治疗约半个月左右，出院后暴瘦一圈。

② 日本谐星组合，吉本兴业旗下艺人，由河本准一和井上聪于 1995 年组成。2010 年，35 岁的河本准一因急性胰腺炎住院治疗，一个月后出院。2015 年，急性胰腺炎再次发作住院。

③ 日本相声组合，吉本兴业旗下艺人，由中川刚（哥哥）和中川礼二（弟弟）兄弟于 1992 年组成。2003 年，33 岁的中川刚因急性胰腺炎住院。之后，在2010 年、2011 年、2013 年又因病休养三次，2015 年复出。

泛关注。这些患者的一大共同点是，他们都是三四十岁的男性。

　　清水医生说："胰腺炎顾名思义就是胰腺发炎的状态。突发急性胰腺炎还伴随有上腹部和背部剧烈疼痛、恶心等主观症状。"

　　"胰腺炎分为急性和慢性两种。急性胰腺炎即使是症状消失，也不代表已经完全治愈。大多数急性酒精性胰腺炎患者是长年喝酒引发的慢性胰腺炎，在年底聚会等过量饮酒持续一段时间的情况下，酒精成为导火索才导致了急性发作。也就是说，急性胰腺炎发作时，胰腺通常已经有了慢性炎症。"

　　急性胰腺炎在严重的情况下，还可能导致多脏器衰竭。为什么会出现这种症状呢？

　　"首先，胰腺炎主要是胰液分泌异常所导致的。胰液中含有一种能够分解蛋白质的消化酶——'胰蛋白酶'。正常情况下，胰蛋白酶以无活性的状态进入十二指肠，通过与小肠分泌的肠激酶结合被激活

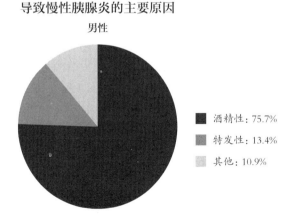

导致慢性胰腺炎的主要原因

男性

■ 酒精性：75.7%
■ 特发性：13.4%
□ 其他：10.9%

导致慢性胰腺炎的原因当中，男性酒精性致病约占整体的 75.7%。（厚生劳动省·特殊疾病疑难胰腺疾病研究小组·2002 年全国慢性胰腺炎调查）

后开始消化食物。然而，在酒精等物质的作用下，胰蛋白酶在胰腺中就被激活，开始消化胰脏，这才引发了胰腺炎。严重的急性胰腺炎，还可能导致胰腺组织大范围坏死，释放大量活性物质，引起多脏器衰竭，甚至死亡。胰腺长期有炎症，即患有慢性胰腺炎，几年下来，就会导致胰腺组织受损、纤维化（萎缩），最终引起消化吸收功能障碍。内分泌功能也减退的话，还可能增加患糖尿病的风险。"

乙醇积累会增加患胰腺炎的风险

根据厚生劳动省特殊疾病疑难胰腺疾病研究小组的调查报告，造成胰腺炎的主要原因是酒精，酒精引起的胰腺炎占男女整体的67.5%，在男性群体中的比例更是高达75.7%。虽然胆结石等也会导致胰腺炎，还有一些原因不明的特发性胰腺炎，但这些都不及酒精诱发的胰腺炎多。上面说到的患胰腺炎的搞笑艺人还有个共同点就是，他们都是嗜酒之人。光凭这点也不难看出，天天不离酒的酒友们与胰腺炎之间确实有着分不开的关系。

"酒精造成的损害与喝的是酿造酒还是蒸馏酒等酒的种类无关，只与体内乙醇的积存量紧密相关。换算成纯酒精的话，如果连续 10 年每天摄入 80 克酒精（女性摄入 48 克），就会增加患胰腺炎的风险。因此，胰腺炎患者大多是三四十岁的人。另外，与胰腺炎发病相关的基因近来广受关注。这些基因发生突变也可能增加患胰腺炎的风险。所以，除酗酒以外，一些体质本身就容易患胰腺炎。"

80 克纯酒精仅相当于 4 合日本清酒或 4 瓶中瓶啤酒，对但凡有点酒量的人来说，这点酒还不够塞牙缝。

胰腺受损后很难再生

胰腺受损后很难再生。因此，调整生活习惯和饮酒量非常关键。

"首先要做到饮酒不过量，保证适量（换算成纯酒精约为 20 克）。吸烟也会增加患胰腺炎和胰腺癌的风险，所以，建议吸烟的人把烟也戒掉。接下来还要改变不规律的生活作息，学会缓解压力。此外，为了不给胰腺增加负担，坚持适度运动、避免过度肥胖也很重要。在饮食方面，建议少吃会给胰腺造成负担的高脂肪食品，多吃炖菜、烤鱼等日本传统料理。"

做到这些对普通人来说算不上难，可"比较能喝"或"非常能喝"的酒友一喝酒，便会把"适量"二字忘得一干二净。千万不可小觑酒精对胰腺的危害。"胰腺炎一旦发作，胰腺便很难恢复成原来的样子。"清水医生解释道，"此外，胰腺炎还有可能会发展成胰腺癌，而现代医学是很难及时发现并治愈胰腺癌的。"

除非病情恶化，否则胰腺疾病几乎没有主观症状

为什么现代医学也很难预防和及早发现胰腺疾病呢？

"由于胰腺位于胃的后方，即使出现腹痛症状，人们也常误以为是胃部的毛病，因此，胰腺疾病常常一发现就是晚期。而且，胰腺也不像胃部和大肠，可以通过内窥镜直接检查病变部位。肺病虽然也不能直接窥视病变部位，但随着医疗水平的进步，已经可以通过螺旋 CT 做出非常精密的检查。相较之下，体检时检查胰腺却只能抽血看看'淀

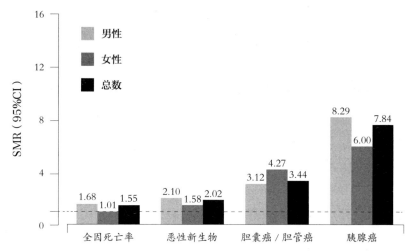

上图是以 1998 年全国人口动态统计为标准，计算慢性胰腺炎患者在追踪调查期间不同病因的标准化死亡比。无论男性还是女性，慢性胰腺炎发展成胰腺癌导致死亡的比率都是最高的。（厚生劳动省·特殊疾病疑难胰腺疾病研究小组·2002 年全国慢性胰腺炎调查）

粉酶'的指标。由于胰腺的位置非常隐蔽，腹部超声检查也很难看清楚它。因此，如果担心患有胰腺疾病，就要通过造影 CT 或磁共振成像（MRI）等来做进一步详细的检查。正如胰腺别称'沉默的器官'所示，除非病情恶化，否则胰腺疾病几乎没有任何症状，很容易被人忽视。"

　　一旦得了胰腺炎，就不是喝酒要适量这么简单了。清水医生说："得了胰腺炎，医生就只能让病人滴酒不沾了。"

　　这对酒友来说，不仅意味着要承受戒酒之痛，还得每天提心吊胆，担心发展成现代医学也很难治愈的胰腺癌。对慢性胰腺炎患者"标准化死亡比（相对一般人群死亡率的比例）"的调查表明，最终发展成胰腺癌而去世的比例是最高的，达到 7.84。

　　胰腺不像肝脏那样有很强的再生能力，所以我们只能"珍惜当下，对它加倍呵护"。对各位酒友来说，控制喝酒的欲望的确很难。可是，要是与一点都不能喝的生活相比，你会选择哪一个呢？

　　要想细水长流，让美酒常伴左右，就要从平时做起，呵护好自己的胰腺。

乳腺癌和酒精之间是什么关系?

受访者：中村清吾

昭和大学医学部乳腺外科

2015 年，日本女星北斗晶患乳腺癌一事，使得人们对乳腺癌的防范意识大幅提高。一时之间，主动做乳腺癌筛查的女性数量大增，有一阵子甚至很难预约到乳腺科的医生。

我每年也一定会做一次乳腺癌筛查。那一年，拿到的检查结果是阴性也放不下心来，被丈夫催着又去检查了一遍。

乳腺癌的罹患率正在急速上升

乳腺癌是发生在乳腺的一种癌症。众所周知，乳腺癌的肿瘤长在乳房。70%—80%的乳腺癌是受到女性荷尔蒙（雌激素）刺激而引起的。近年来，月经初潮呈低龄化，绝经也逐渐高龄化，女性暴露在雌激素下的时间越来越长，乳腺癌的罹患率因此也不断上升。

比较 1980 年和 2003 年的数据即可看出，乳腺癌的罹患率明显增加。而且，40 岁以后，尤其是在绝经以后，乳腺癌的罹患率更是显著增加。2015 年的数据显示，日本乳腺癌患者多达 89000 人，比 20 世纪 80 年代增长了四倍还多。

如今，乳腺癌早已不是什么罕见疾病。而且，更可怕的是，"乳腺癌与饮酒还大有关系"。

我跟身边的一些女性也聊过乳腺癌和饮酒的关系，结果发现，大多数人都不知道两者之间有关系。看来，众多女性酒友都是身处险境而浑然不知啊。

这次，我采访的是日本乳腺癌学会理事长、昭和大学医学部的中村清吾医生。

饮酒会增加患乳腺癌的风险

"酒精会增加患乳腺癌的风险。对饮酒人群和不饮酒人群进行病例对照研究发现，饮酒人群比不饮酒人群患乳腺癌的风险更高。而且，随着饮酒量的增加，患乳腺癌的风险也会显著增加。"

中村医生明确指出，喝酒越多，患乳腺癌的风险越大，爱喝酒的女性千万不能不当回事。

世界癌症研究基金会和美国癌症研究所等国际权威机构也把饮酒导致乳腺癌的风险定性为"基本确定"，在"确定""基本确定""可能""证据不足"和"无太大关联"五个等级中排名第二。酒精对乳腺癌的影响绝对不容小觑。

"世界癌症研究基金会在 2007 年发布的研究报告也指出，有确切证据表明，酒精性饮料在绝经前和绝经后都可能导致乳腺癌。虽然风险只增加了 6%—10%，算不上高，但是酒精可以增加患乳腺癌的风险却基本上是确定无疑的。"

日本国立癌症研究中心针对日本国内各地 40—69 岁约 5 万名女性进行的为期 13 年的多目标队列研究也表明，"酒精摄入量越多，患乳腺癌的风险越大"。特别是每周摄入 150 克以上纯酒精的人群与完全不喝酒的人群相比，前者乳腺癌的罹患率比后者高出 1.75 倍。

为什么酒精会增加患乳腺癌的风险呢？

国内外研究一致指出喝酒会导致乳腺癌，这下我心里更没底了。那么，究竟是酒精中的哪种成分会增加乳腺癌的罹患率呢？

"酒精以及酒精代谢产物乙醛的致癌性、酒精代谢过程中出现的氧化应激、性激素水平升高、叶酸（合成和修复 DNA 所需成分）缺乏等，都有可能是酒精致癌的原因。不过，具体是什么原因目前尚不明确。从队列研究的结果也可以看出，随着饮酒量的增加，患乳腺癌的风险会明显增加。只是，目前还不能准确地量化这一风险。"

原来如此，看来现阶段两者之间的因果关系尚不明确。可是，既然乳腺癌的患病风险会随着饮酒量的增加而增加，少喝肯定没错。那么，酒量应该控制在多少呢？

中村医生说："大体来说，酒量控制在每天 1 合日本清酒或 1 瓶中瓶啤酒或 2 杯葡萄酒，患乳腺癌的风险就比较低。不过，这些也没有确切的依据。正如我前面所说，喝酒越多患乳腺癌风险越大，所以一定不可以过量饮酒。"

那么，酒量的大小，也即人体对酒精的耐受性对此会有影响吗？"酒精致癌的具体机制尚不明确，以下说法也仅是推测。由于乙醛可能是酒精致癌的原因，因此，酒精分解能力差、酒量小的人群患乳腺癌的风险可能也更大一些。"

所以从这点来考虑，我们也不该硬劝酒量差的人喝酒。

酒精自不必说，肥胖也应小心

虽然这对爱酒女性来说很残酷，但是为了减小患乳腺癌的风险，真的只能少喝酒吗？要知道，风险也有大小之分。只是控制酒量，却对更危险的因素视而不见也毫无意义。实际生活中，对于饮酒，我们要注意到什么程度呢？

听我可怜巴巴地追问"女性真的要尽量少喝酒吗"，中村医生才说了句让我欣慰的话。

"虽然喝酒确实会增加患乳腺癌的风险，但也不用过虑。可能增加乳腺癌患病风险的因素当中，最危险的首数'肥胖'和'缺乏运动'。肥胖和缺乏运动的致癌风险远大于酒精。而且，虽然国际上把喝酒定性为确定的致癌因素，但日本国内则把它定性为'证据不足'的致癌因素。不过，也不能因此便肆无忌惮放开了喝。"

好吧，黑暗之中总算看到一线光明。听到"肥胖"一词，我的心不禁一颤。对那些喜欢就着小菜喝酒的酒友来说，肥胖确实是个问题。"肥胖与乳腺癌关系密切，尤其是在绝经以后。绝经以后，卵巢功能减退，雌激素（女性荷尔蒙）水平下降，乳腺癌的患病风险也会随之下降。但说到肥胖，情况可就不一样了。原因出在乳腺脂肪组织中的芳香化酶上。芳香化酶具有把胆固醇合成的雄激素转化为雌激素的作用，而且，肥胖人群的芳香化酶活性普遍很高。这意味着肥胖人群的乳腺组织中容易产生更多的雌激素。而这可能是绝经后乳腺癌患病风险增加的一大主要因素。"

绝经以后，雌激素的主要供给源居然是脂肪！环顾身边，大多酒友的身材都不敢恭维，因为肥胖患上痛风、糖尿病需要吃药的人也不在少数。在 WCRF/AICR 的证据分级中，绝经后肥胖导致乳腺癌的风险被判定为"确定"。哎呀，得赶紧减肥了……

大豆、乳制品与乳腺癌之间有何关系？

据中村医生说，"饮食习惯西化也是乳腺癌罹患率增加的一大原因"。农林水产省发布的食品供求表显示，2004 年，人们从大米中摄取的热量不到每日摄入总热量的四分之一，而从畜产品等油脂食品中摄取的热量是 1960 年的四倍还多，增长多达 300 千卡。绝大多数的下酒菜都是些高油脂、高热量的食物。因此，除控制酒量以外，也得留心下酒的小菜。

说到下酒菜，有传言称，大豆异黄酮可以降低乳腺癌的发生率，反之，奶酪等乳制品则容易诱发乳腺癌。这些都是真的吗？

"已有研究指出，大豆可以预防乳腺癌，因此，食用大豆应该没有坏处，只是也不要指望多吃大豆就可以降低患乳腺癌的风险。有人听说异黄酮可以降低患乳腺癌的风险，便去买保健品补充异黄酮，但作为医生，我们并不建议这么做。至于乳制品是否会增加患乳腺癌的风险，目前尚有争议，证据还不充分。"

原来如此。通过摄入某种食物来降低乳腺癌患病风险的做法看来不可取啊。

运动也可降低乳腺癌的罹患率

中村医生还推荐了一个可以降低乳腺癌患病风险的方法——运动。

"除减肥外，运动还可以降低乳腺癌的罹患率。"无论在绝经前还是绝经后，运动都有控制体重、预防肥胖的效果。加上它还有预防生活习惯病的功效，更让我痛感还是得运动啊。

虽说不用过分担心，但喝酒确实会增加患乳腺癌的风险。"预防肥胖"和"适度运动"则是降低乳腺癌患病风险的两个关键点。少喝酒、多运动、别吃太多等等，这些说白了都是如何防治代谢综合征的老生常谈。为了战胜乳腺癌，保持身体健康，为什么不从今天就做起来呢？

过量饮酒会降低男性荷尔蒙水平吗？

受访者：堀江重郎

顺天堂大学研究生院医学研究科

就像女性都很在乎女性荷尔蒙一样，男性聊起"提高男性荷尔蒙水平"的话题，也会两眼放光。

说不定，对荷尔蒙这个词，男性比女性还要敏感。男性荷尔蒙可谓男人的象征。任何年纪的男人都喜欢夸耀自己的"雄性"身份。真是可怜又可叹啊！这么想来，中年大叔倒也有几分可爱。

男性荷尔蒙和酒精之间有何关系？

说起男性荷尔蒙，我们首先便会想到睾酮。其实，不仅男性会分泌睾酮，女性体内也有睾酮。因此，把睾酮划入男性荷尔蒙其实是不对的。男性体内的睾酮95%由睾丸分泌，其余5%由肾上腺分泌（女性体内的睾酮则由脂肪、卵巢、肾上腺分泌）。

睾酮有助于肌肉和骨骼的生长，其分泌量在二十几岁达到峰值，之后便会逐年下降。睾酮水平降低会引发勃起功能障碍、性欲下降等许多下半身的问题，这还不是全部。

睾酮作为男性和女性在社会上实现自我、寻求认可时不可或缺的与社会表现直接相关的激素，近来受到了越来越多的关注。

医生在诊断病人是否患有抑郁症时，有时也会检查睾酮值。如果确诊是有"男性更年期综合征"之称的"LOH（男性迟发性性腺功能减退症）"引发的抑郁症状，一般还会参考睾酮值来确定治疗方案。

无论男性还是女性，要想每天都能精力充沛，就离不开睾酮的作用。可是，如今网上却煞有介事地流传着一种令广大酒友忧心不已的说法：喝酒会使人体内睾酮水平下降。对此我们怎么能充耳不闻？真相究竟怎样呢？我去请教了顺天堂大学研究生院医学研究科教授、日本男性健康医学会理事长堀江重郎老师。

正常范围内饮酒就不必担心

"正常范围内的饮酒与睾酮水平的下降没有直接关系。相反，适量饮酒还有助于提高男性和女性体内的睾酮水平。虽然长期过量饮酒也会产生不良影响，但只要在正常范围以内就不必担心。此外，如果在饮酒前做做运动，即使饮酒量较大也无妨。这种情况下，睾酮水平往往不降反升，人会变得更有精神。"

哇，突然听到这样的话，真是让人不胜欣喜啊。男同胞们终于可以放心喝酒了。

"不过，喝太多啤酒却有一定风险。如果只是'先来瓶啤酒'这种程度倒也不妨，可是，上酒桌后从头到尾一直喝啤酒的人就需要小心了。这是因为酿造啤酒的原料啤酒花中含有一种名为柚皮素的物质，与雌性激素一样，具有抑制睾酮分泌的作用。"

那么，喝多少啤酒会有不良影响呢？堀江老师说："大罐啤酒每晚超过三罐可能就会产生不好的影响。"

不过，堀江老师也叫我们不必太过担心。"比较在意这个问题的话，就不要只喝啤酒，平时也喝点葡萄酒、清酒、烧酒等其他种类的酒。"

不可长期过量饮酒

听到正常范围内饮酒不会影响体内睾酮水平，不少人都松了口气。不过，还是要注意，千万不能过量饮酒。

"不仅限于啤酒，长期过量饮酒都可能导致体内睾酮水平降低，所以要格外小心。"堀江老师说道。

"在乙醇长时间的作用下，精巢中分泌睾酮的细胞会受到损害。而精巢也即睾丸是分泌睾酮的重要部位。过量饮酒会对睾酮的分泌产生不利影响。此外，乙醇的代谢产物还会使得肝脏和精巢中烟酰胺腺嘌呤二核苷酸的数量减少，而它是细胞能量代谢所必需的辅酶。据说这也是过量饮酒伤肝的一个原因。"

说句离题的话，大量饮酒还可能影响到精子。堀江老师说："喝太多酒的话，精子也会醉。"而且，胎儿也可能受到影响。嗯，看来万事都是过犹不及啊。

比起酒精，更要小心肥胖

据堀江老师说，相对于饮酒而言，肥胖才是导致体内睾酮水平下降的主要因素。

"持续摄入大量酒精很可能导致内脏脂肪堆积，体重增加。而内脏脂肪增加又会使得体内睾酮水平下降，肌肉减少，陷入可怕的'代谢综合征'恶性循环。"

纽约州立大学针对 1849 名 45 岁以上男性做过一项调查，结果发现，体型肥胖的男性体内睾酮水平整体偏低，睾酮水平会随着 BMI（体重指数）的增加而下降。[1] 此外，睾酮水平越低，人越容易发胖，越容易得糖尿病。

这么说来，一旦睾酮水平下降，就意味着离患代谢综合征不远了？啊，光是想想就吓人啊……

还有一点不得不注意的就是"睡前小酌"。

"研究发现，睡眠时间较短的人睾酮水平偏低。酒精具有兴奋作用，喝酒会导致睡眠质量下降。加上酒精能抑制抗利尿激素的分泌，喝酒后经常会半夜上厕所，导致睡眠时间减少。"

本想借酒催眠，没想到，睡前小酌反而会影响睡眠，导致体内睾酮水平下降！有睡前小酌习惯的人要注意了。为了保证良好的睡眠质量，尽量不要在睡前喝酒。

---

[1] Diabetes Care;2010, 33(6), 1186−1192.

减轻压力可使男性荷尔蒙增加

最后，我又问了堀江老师一个问题，还有没有妙招可保"睾酮值不下降"。不能喝太多、不只喝啤酒这些我们已经知道了，那么，饮酒量应该控制在多少呢？要怎么喝才合适呢？

"就像我刚开始所说的，只要不过量，饮酒就与体内睾酮水平的下降没有直接关系，所以大可不必太过紧张。一般来说，20克纯酒精（相当于1合日本清酒）可以说适量，照着这个标准来就行。而且，硬忍着不喝有时反会造成压力，压力正是导致睾酮水平下降的一大主要因素。饮酒以乐并把握好量，就可以缓解压力，对睾酮的分泌产生有利影响。因此，我们甚至推荐大家适当喝点酒。"

原来如此，小酌不仅怡情，还能缓解压力，对男性荷尔蒙的分泌竟是有些益处的。

不过，堀江老师所说的"饮酒以乐"至关重要。存在利益关系的过度压抑的饭局，或者一对一较量酒量的场合，反而会给人带来压力。所以，最好是与亲朋好友喝酒，这样无拘无束些。

"光是一群男人喝酒，人体也会分泌睾酮。不过，要是有一两位女性加入其中，睾酮的分泌量就会更大。"

选好酒伴非常重要。不用装腔作势、可以非常放松的酒伴是最好的。不过，千万不能一高兴便喝太多。

运动可以提高体内睾酮水平

除此之外，还可以培养一下运动的习惯。研究表明，刺激肌肉可使体内睾酮水平升高，有氧运动和肌力训练都很有效。所以，为了预防肥胖，不让睾酮水平下降，我们也要多运动，不能怕麻烦。

　　堀江老师在所著的《荷尔蒙改变人生》（小学馆 101 新书系列）一书中说，除睡眠、运动、与好友饮酒作乐以外，积极追求闲适生活、放声大笑、舒解过度紧张的情绪等也可以提高体内的睾酮水平。可见，保持平和的心态非常重要。把握好量的前提下，与两三好友把酒言欢，不失为缓解压力的一个好办法。而且，这可能也是延缓衰老引起的睾酮水平下降的秘诀。

月经、怀孕、更年期……女性与酒的相处之道

受访者：吉野一枝

吉野女性诊所

"啊，我钢铁般的肝脏，你去向了何方？"

随着年龄的增长，我们常常感觉"酒量大不如从前"。二十来岁时都是以"瓶"论酒，从不用"杯"这个单位。聚餐喝酒向来是以瓶计算，红葡萄酒、白葡萄酒齐上阵，最后再拿威士忌收尾可谓家常便饭。

在我还是周刊杂志社的一名记者时，我经常喝酒喝到天蒙蒙亮，小睡一会儿直接去拍外景。工作结束后又是一通喝，像前一天一样喝到天亮。那时的我和宿醉这个词根本无缘。而且，就是这么喝，我的 γ-GTP 指标也很正常，简直拥有一个钢铁般的肝脏。

可一过四十岁，喝多了第二天一准会难受。尤其踏入有"第二青春期"之称的更年期以后，酒量更是大减，怎一个惨字了得（虽然比起一般女性，我可能还是更能喝些）。

有这些症状的不只我一个人。我身边也有许多进入更年期的女性感慨"酒量大不如从前"。如今，我更是深刻认识到，尽管具体情况

因人而异，但更年期对绝大多数女性而言，都是一个不得不做出改变的重要时期，包括改变自己的生活方式、改变与酒的相处之道等等。

另外，女性饮酒还可能增加患乳腺癌的风险（参照第 133 页）。虽然两者之间是否有明确的因果关系目前还不得而知，但随着饮酒量的增加，乳腺癌的罹患率确实呈现明显的上升趋势。

女性饮酒还有别的风险吗？女性可以像男性一样饮酒吗？……我们有必要将这些问题都讨论一下。

为此，我去请教了熟悉更年期症状和女性荷尔蒙相关问题的吉野女性诊所的吉野一枝医生[1]。

女性酒量普遍较小！

首先，酒量存在性别差异吗？

"女性当中也有像我一样的大高个子，所以酒量大小首先得看体格。不过，一般来说，女性普遍比男性体格娇小，肝脏也小，酒量相对较差。国立医院机构久里滨医疗中心的研究报告指出，女性每小时可代谢的酒精，也即酒精的代谢速度低于男性。

"此外，也有研究表明，女性的血液循环量少于男性。血液循环量小意味着喝相同的酒，女性血液中的酒精浓度会高于男性。酒精在女性体内停留时间更长，因此，女性更容易受到酒精的影响。

"当然，人对酒精的耐受性与分解酒精的酶的数量有很大关系，而这是由遗传因素决定的。也有女性和您一样，虽然体格娇小，却非

---

① 吉野女性诊所所长、妇产科医生、临床心理咨询师。

常能喝，所以酒量大小还得看人，不能一概认为女性酒量不如男性。只是，从整体趋势来看，女性更容易受到酒精的影响。"

看来，酒量大小虽然因人而异，但总体来说，女性不比男性，还是要尽可能少喝酒。况且，女性身体可容纳的酒量本就小于男性，这也是没有办法的事情。

吉野医生还指出，过量饮酒引起的酒精性肝病的发展情况也存在明显的性别差异。酒精性肝病是一种十分可怕的疾病。持续饮酒的情况下，酒精性肝病很可能进一步发展成肝硬化。据说，女性酒精性肝病发展成肝硬化的速度比男性更快。

厚生劳动省发起的 21 世纪全民健康运动"健康日本 21"的"酒精"项下明确指出，"女性饮酒不宜多于男性"。"健康日本 21"提出的第 2 次目标中，将"可能导致生活方式疾病风险增加的每日纯酒精摄入量"设为男性 40 克以上、女性 20 克以上。男女之间居然相差了一倍！

以前，我自恃比较能喝，完全不把这些当回事。然而，要为身体考虑，女性还是不应像男性那么喝酒，需要控制酒量。顺便提一句，20 克纯酒精不过相当于一瓶 500 毫升的中瓶啤酒或一合日本清酒。这也有点太……太少了吧……这点酒，不刚够我开胃吗？

月经、怀孕、更年期……女性饮酒尤其要注意的三个时期

接下来，我们来看看女性饮酒时有什么需要特别注意的地方。由于有月经期、排卵期等，每个月内女性的身心状况都会发生很大变化。此外，开头也提到过，绝经前后，也即 50 岁前后长达 10 年的更年期

月经期	月经前	不能为摆脱经前综合征而喝酒。
	月经期间	酒精会加剧经期不适。饮酒要适量。
怀孕期		怀孕期间严禁饮酒。饮酒可能会对胎儿造成伤害。
更年期		为摆脱精神上的痛苦而去喝酒非常危险。由于新陈代谢减慢，容易发胖，因此，这个年龄段饮酒要选择含糖量低的酒。

内，女性身体和心理都很容易受到影响。那对女性来说，有哪些时期饮酒需要特别注意呢？

吉野医生说："女性饮酒必须注意三个特殊时期，它们是月经前和月经期间、怀孕期间以及更年期。"

"目前，大约70%的女性都患有'经前综合征（PMS）'。这是指月经前3—10天，女性会出现身体浮肿、食欲亢进、烦躁易怒等身心不适的症状。虽然雌激素、黄体酮等女性荷尔蒙与PMS之间的因果关系尚不明确，但是在此期间，女性除身体方面的变化以外，情绪也极易低落。想要借酒抚平烦躁的情绪，反而可能嗜酒成瘾，陷入恶性循环。"

这点想必很多女性都会赞同。我目前因服用小剂量避孕药，所以与PMS无缘，但在此之前，PMS症状却十分严重。虽然不至于情绪低落，但也会变得烦躁不安、咄咄逼人，喝酒以后更是变本加厉。据吉野医生说，"严重者还可能轻度抑郁"。喝酒只能暂时缓解不佳情绪。因此，比起借酒消愁，设法从根本上治疗PMS才是更有建设性的办法。

那么，月经期间有哪些注意事项呢？

"女性在经期很容易受到前列腺素的影响。前列腺素对人体的多种生理活动都有影响。月经期间，前列腺素可使子宫收缩，帮助人体把经血排出体外，是女性体内不可缺少的物质，但同时，它也会引起腹痛、头痛、呕吐等症状。因此，即使不喝酒，女性在经期也很容易出现恶心、头痛等症状。而经期喝酒则会加剧这些症状，也比平时更容易喝醉。

　　"此外，由于酒精能够促进血液循环，致使心跳加速，因此，经期饮酒可能会导致月经量增多，严重者还可能引起贫血。虽然很少会有人在经期大喝特喝，但还是要奉劝大家一句，经期饮酒一定要比平时更加节制。"

　　尽管具体情形因人而异，但我们确实经常听到"经期饮酒容易喝醉"的说法。经期饮酒切莫贪杯，最好小酌，点到为止。

众所周知，怀孕期间严禁饮酒！

　　女性除每个月身心会发生变化以外，在"人生"这张大的时间表上还将迎来一个有重大变化的时期，那就是孕期。众所周知，怀孕期间严禁饮酒。酒精饮料的包装上也有相关提醒。

　　"孕期饮酒除对孕妇本人有不良影响之外，还会对胎儿造成重大影响。患有胎儿酒精综合征（FAS）的婴儿很可能会出现体重过低、大脑发育受阻等症状。怀孕期间应该尽量避免饮酒。"

不少人都会在更年期患上酒精依赖症

40 岁以后，女性身心都会发生重大变化，这就是刚刚提到的更年期。进入更年期后，雌激素水平急速下降，会导致身体出现诸多不适。其中，最典型的症状就是"潮热"——面部突然发红，还常伴有出汗。这是雌激素分泌减少，负责控制血管收缩和扩张的自主神经功能发生紊乱所致。不少女性都因为更年期潮热苦不堪言，甚至有人终日闭门不出，得了抑郁症。

吉野医生提醒道："更年期情绪不稳定，很容易沾染喝酒的习惯。不少女性都是更年期经常饮酒，才患上了酒精依赖症。"

"这个时期沾染酒精没有半点好处。喝酒只能解一时之忧，酒劲一过，人又会立马变得烦躁不安。所以，如果总想着借酒消愁，只可能越喝越多，最终患上酒精依赖症。"

当然，也不是说更年期就不可以饮酒。在身体允许的范围内小酌两杯无伤大雅。只是如果总是依赖酒精平复不稳定的情绪，就会非常危险。

除情绪低落以外，更年期还会出现失眠、骨质疏松等各种不适症状。其中，失眠问题尤其需要引起注意。不少人一睡不着就要喝点酒，久而久之便上了瘾，得了酒精依赖症。吉野医生也忠告道："最好不要借酒催眠。睡不着可以尝试一些别的办法，比如夜间尽可能不喝含咖啡因的饮品，睡前做做拉伸运动。如果还是睡不着，还可以咨询医生，看看是否需要吃安眠药。"

更年期宜喝含糖量低的酒

说到更年期，还有一点不能忘，那就是"新陈代谢减慢容易导致肥胖"。更年期的我，确实是吃多少，体重就实实在在地长多少，再也不似年轻时候了。一不留神，便能胖个 10 斤。吉野医生也说："更年期易胖难瘦。"我有亲身体会，更是深以为是，尽管如此，却还是戒不了酒……啊，这可如何是好？

"20 岁以后，人体新陈代谢逐年减慢。如果还照年轻时候那么吃喝，自然会发胖。我身边进入更年期的女性，吃胖几十斤的大有人在。有的甚至胖得样貌都变了，见了都认不出她是谁。总之，更年期的确很容易发胖。

"因此，更年期饮酒最好留心一下酒的种类。从预防肥胖的角度来说，最好选择像本格烧酒、威士忌等零糖分的蒸馏酒，要少喝含糖量高的啤酒、日本清酒等酿造酒。酿造酒当中，葡萄酒的含糖量较低，因此也可以喝点葡萄酒。

"下酒菜则要尽可能少吃高热量的油炸食品、大阪烧以及炒面等富含碳水化合物的食物，多吃豆腐、凉拌菜等低热量食物。"

听到"动辄就胖 10 斤"，脊背不由得一阵发凉啊。正如吉野医生所说，更年期如果还照年轻时候喝酒，只会越来越胖。另外，除饮食以外，定期运动也是避免更年期发胖的一个秘诀。既然新陈代谢减慢，那就通过运动来补上，这一点也非常重要。

女性在每个月以及人生的几大节点，身体和心理都会发生重大变化。随着越来越多的女性走向社会，女性饮酒的机会也越来越多，我们也不妨趁此重新思考一下女性的饮酒之道。

第 6 章

/

饮酒有益！酒的健康功效有哪些

本格烧酒可以击退血栓?

受访人：须见洋行

仓敷艺术科学大学名誉教授

对于天天不离酒的酒友来说，高血压、高脂血症等生活习惯病实可谓心头大患。

研究表明，饮酒可能导致体内甘油三酯水平升高，与高血压也有一定的关系。随着年龄的增长，不仅血管会逐渐老化，血液也会发生变化。比如，血液会变得黏稠，究其原因，可能是高糖高脂的饮食所致，也可能是缺乏运动、压力过大引起的。各位酒友在饮食方面也得多留心下酒菜。

血液变得黏稠，就会伤及血管的内皮细胞，凝结成块，形成血栓。不知不觉间，血栓会在血管内"长大"，导致血液流动受阻，最终引发动脉硬化、心肌梗死、脑梗死等可能致死的重大疾病。而且，最麻烦的是，血栓这种东西可能出现在动脉、静脉、肺部、心脏、大脑等人体的任何部位，完全无法预知。

不过，有数据表明，面目可憎的血栓可以被酒精溶解。对广大酒友来说，这可真是个好消息。为了解酒精的溶栓功效，我去采访了仓敷艺术科技大学的名誉教授须见洋行老师。

喝芋烧酒①、泡盛②，可使溶栓物质成倍增加

"血栓是由血液中的血小板凝集，并吸附一种纤维状的蛋白质即'纤维蛋白原'，最终形成的坚硬血块。人体（血管和血液）在正常情况下，血管内皮细胞会分泌 t-PA（组织型纤溶酶原激活剂）、尿激酶等物质，将血浆中的纤溶酶原转化为具有活性的蛋白质水解酶纤溶酶。纤溶酶通过降解助长血栓长大的纤维蛋白原，从而起到溶解血栓的作用。"

虽以"酒可溶栓"一言概之，但酒也有各种类别，比如啤酒、清酒、葡萄酒等。"实验发现，饮用烧酒和泡盛可以促进 t-PA 和尿激酶的分泌，提高它们的活性。与'不喝酒人群'相比，喝本格烧酒、泡盛的人群体内 t-PA 和尿激酶的活性几乎翻了一番。"

这里所说的"烧酒"指的不是"甲类烧酒"，也不是"甲乙混合类烧酒"，而是专指用单式蒸馏器蒸馏出来的传统的本格烧酒，又称"乙类烧酒"。本格烧酒当中又有芋烧酒、麦烧酒、米烧酒等许多种类。其中，须见老师最推荐的是芋烧酒和泡盛。

---

① 以红薯为原料制成的烧酒。——译者注
② 以小米或大米为原料制成的烧酒，是冲绳的一种特产。由于制酒时，从蒸馏器滴入容器的成分会起泡上浮而得名。——译者注

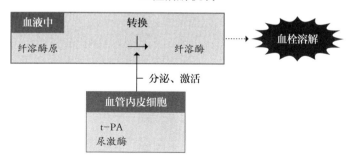

血栓溶解机制

血管内皮细胞分泌的 t-PA、尿激酶等物质，都是蛋白质水解酶纤溶酶的前体，作用于血浆中的纤溶酶原。纤溶酶可以降解助长血栓长大的元凶——纤维蛋白原。

"通过对 24 种烧酒进行实验，我们发现，烧酒和泡盛可以促进人体 t-PA 和尿激酶的分泌，提高它们的活性。只可惜，具体是芋烧酒和泡盛中的哪种成分提高了这两种物质的活性还不得而知，t-PA 和尿激酶的生成和分泌机制也尚不清楚。不过，我们发现，每天摄入 30 毫升左右纯酒精时，这两种物质的活性最高。"

换算成本格烧酒，大约是 120 毫升。听到这里，各位酒友可能又要叫苦了。"就这么点？这也太残忍了吧！"可话说回来，万事都讲求个适度。须见老师也说："从健康的角度来看，喝酒只喝少量，喝到微醺最好。"芋烧酒虽好，也不是喝得越多血栓越少。世间哪有这等美事。

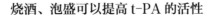

烧酒、泡盛可以提高 t-PA 的活性

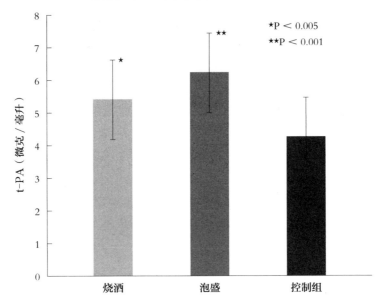

设置由普通成年人组成的控制组（24 人），并让两个实验组分别喝泡盛（15 人）和烧酒（19 人），分别测定各组 t-PA 的活性发现：与控制组相比，烧酒组和泡盛组 t-PA 活性均有所增加，并具有统计学意义。（酿协 2014;109（3）:137-146.）

仅闻酒香，也可促进溶栓物质的分泌

此外，须见老师通过实验还发现，除了喝芋烧酒和泡盛以外，仅闻芋烧酒和泡盛也可以激活 t-PA 的活性。[1]秘密就藏在芋烧酒和泡盛独特的香气成分当中。

---

① 酿协 2014;109（3）:137-146.

"芋烧酒中含有多种香气成分，比如也是玫瑰花香气主要成分的β-苯乙醇、与苹果香气相近的己酸乙酯等。实验发现，β-苯乙醇提高 t-PA 活性的效应具有统计学意义。也就是说，只闻芋烧酒的香气，也可以起到溶解血栓的效果。"

确实，不少人只要闻下散发着原料香气的芋烧酒，就会十分放松。对于"受不了芋烧酒的独特味道，喝不下它"的人来说，这可真是个好消息。

本格烧酒还可以提高好胆固醇水平

虽然目前还没有实验针对不同种类的酒进行过对比，但须见老师说："我有一个假设是，香气令人放松的功效可能对链激酶的分泌和活性有一定影响。除芋烧酒、泡盛、香气成分丰富的白兰地等蒸馏酒以外，香气浓郁的日本清酒等酿造酒，也可能具有促进 t-PA、尿激酶分泌，提高其活性的作用。"

关于"可喝可闻"的本格烧酒，须见老师还补充道："除芋烧酒和泡盛的溶栓功效，本格烧酒还有提高人体 HDL（HDL 胆固醇又被称为好胆固醇）水平的作用。"研究表明，HDL 可以将血管壁的胆固醇运到肝脏分解，从而降低患心肌梗死、动脉硬化的风险。而且，本格烧酒还是零糖分。担心发胖的人再找不到比它还理想的酒精饮料了。

如今，本格烧酒和泡盛以其美味和个性重新受到人们的青睐。我们不妨也关注一下它们神奇的健康功效。

纳豆配烧酒，远离血栓病！

在第 13 页，我给大家推荐了一个预防醉酒的办法——"用纳豆下酒"。其实，研究还发现，就着纳豆喝本格烧酒隐藏着另一大可喜功效，那就是可以提升溶解血栓的效果。

"纳豆的黏性物质中含有一种名为纳豆激酶的蛋白水解酶。就着纳豆喝本格烧酒，可以在溶解血栓的功效方面产生良好的协同效应。此外，与纳豆非常搭配的葱类也有抑制血小板凝集的作用，吃纳豆时也可以加点葱。"

发现纳豆中含有健康成分纳豆激酶的须见老师，向我强烈推荐了这道下酒佳肴。"纳豆配烧酒"，今晚小酌时就实践起来吧！

为什么说喝葡萄酒对健康有好处？

*受访者:*佐藤充克

山梨大学研究生院葡萄酒科学研究中心

现如今，葡萄酒已成为我们喝酒时理所当然的一种选择。

近年来，葡萄酒酒吧、立饮酒吧①的数量急速增长，传统日式酒馆的菜单也加上了葡萄酒。这与智利、澳大利亚产的新世界葡萄酒走进日本、人们不出国门便能享用到高品质的葡萄酒不无关系。

便利店和大超市里买到的葡萄酒越来越美味，而且还不贵。葡萄酒一改昔日特殊场合才喝的昂贵饮品的形象，走进了寻常百姓的日常生活中。如今，日本迎来了第七次葡萄酒热潮，葡萄酒的消费量也创下了历史最高纪录。

国产葡萄酒品质的提升也是日本兴起葡萄酒热潮的一大原因。法国西塔莱葡萄酒大奖赛等世界各国的葡萄酒大奖赛上都开始看到日本葡萄酒的身影。

---

① 日本一种站着喝酒的酒吧，面积一般较小，价格也很实惠。——译者注

"法国人心脏病死亡率低"的报道掀起葡萄酒热潮

说到葡萄酒，十多年前媒体大肆宣扬红葡萄酒的健康功效，掀起一股红葡萄酒热潮的情形，想必大家还记忆犹新吧？红葡萄酒人气的飙升，还得归功于"法国悖论"。

所谓法国悖论是指，"法国人吸烟率高，黄油、肉类等动物脂肪摄入量高，但死于心脏病的概率却很低"的论断。

这是20世纪90年代前期，法国雷诺博士等人以10万人为研究对象，调查乳脂（动物脂肪）、葡萄酒消费量与罹患缺血性心脏病（心肌梗死、心绞痛）风险之间关系时得出的结论。美国哥伦比亚广播公司报道了雷诺等人的研究成果后，此前一直停滞不前的葡萄酒销量急速攀升，甚至成为一种社会现象。1997年以后，日本各大媒体也纷纷报道红葡萄酒的健康功效。清酒、烧酒一边倒的日本人也渐渐地品起了红葡萄酒。

或许也因为这段特别的历史，诸如"红葡萄酒中的多酚对身体有益"的说法，即使不喝酒的人都有所耳闻。可是，茶叶中也有多酚啊。而且，为什么独独红葡萄酒备受青睐，白葡萄酒等其他酒却无人问津呢？

带着这些疑问，我去请教了先后任职于美露香酒类研究所、山梨大学研究生院葡萄酒科学研究中心，对红葡萄酒和多酚颇有研究的佐藤充克老师。

什么是多酚?

"红葡萄酒广受关注,是因为它里面含有丰富的多酚物质。确实,茶叶等其他饮料和食品当中也含有多酚,但红葡萄酒中的多酚含量远远高于它们。红葡萄酒中的多酚含量是绿茶的 6 倍还多。啤酒、清酒等酿造酒中也含有多酚,但葡萄酒中的多酚含量仍是最高的。"

谈及红葡萄酒的健康功效,我们都绕不开"多酚"。多酚究竟是种什么东西呢?

"多酚是植物光合作用生成的色素、苦味成分,还是保护机体免受活性氧氧化的抗氧化物质。由于多酚是植物为保护自己而产生的物质,因此,基本所有植物体内都含有多酚。多酚有 5000 多种,红葡萄酒中的多酚物质主要有花青素、白藜芦醇、单宁等。

"多酚的分子结构包含若干个苯酚。苯酚是状似龟壳的苯环上连接羟基(—OH)构成的。多酚所含羟基数量越多,抗氧化能力就越强。

多酚的分子结构示例

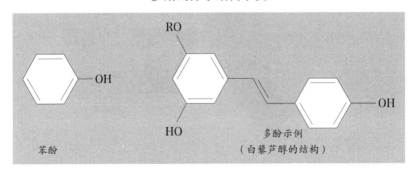

苯酚

多酚示例
(白藜芦醇的结构)

多酚是若干个苯酚组成的化合物的总称。其所含羟基数量越多,抗氧化能力越强。

161

"葡萄酒中的多酚不仅含量高，而且容易被人体吸收。之前说过，蔬菜水果也富含多酚物质，但蔬菜水果中的多酚不易溶于水，很难被人体肠道吸收。相较之下，葡萄酒中的多酚不仅含量高，而且呈'溶解状态'，可以被人体有效吸收。"

据佐藤老师说，葡萄皮和葡萄籽中含有大量的多酚物质。酿制红葡萄酒时，要将葡萄的果皮、果汁和种子全部发酵，然后再继续浸渍一段时间，以萃取独特的色泽和涩味。白葡萄酒则是去除葡萄的果皮和种子酿制而成。因此，红葡萄酒中的多酚含量高于白葡萄酒，其实是酿造方法上的不同所导致的。

顺便提一句，佐藤老师还说，贮存于橡木桶的白葡萄酒中的多酚含量很高，是因为橡木中的多酚物质溶进了葡萄酒中。加州橡木香气浓郁的白葡萄酒中就含有大量的多酚物质。

葡萄皮和葡萄籽的多酚含量很高

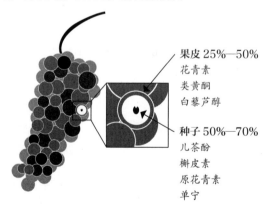

果皮 25%—50%
花青素
类黄酮
白藜芦醇

种子 50%—70%
儿茶酚
槲皮素
原花青素
单宁

葡萄中的多酚主要分布在葡萄的果皮和种子当中。
葡萄的果汁中也含多酚，但其含量不过是整体的百分之几。

赤霞珠最有益于健康？

那我们就来看看红葡萄酒具体有哪些健康功效吧。红葡萄酒中的多酚物质对健康有许多益处，最大的益处当数防治缺血性心脏病、动脉硬化的功效。继法国雷诺博士的论文之后，针对葡萄酒对心脏病、动脉硬化作用的研究一时层出不穷。

"美国加利福尼亚大学戴维斯分校的弗兰克尔博士，将葡萄酒中的多酚物质与维生素 E 抑制 LDL 胆固醇（坏胆固醇）氧化的抗氧化能力进行了比较。结果发现，红葡萄酒中的多酚物质仅以维生素 E 一半的浓度，即可起到抑制 LDL 胆固醇氧化的作用。这种抗氧化作用至关重要。要知道，正是 LDL 胆固醇被活性氧氧化，才导致动脉硬化等疾病。红葡萄酒中的多酚物质可以有效清除活性氧，便可保证 LDL 胆固醇不再作乱。我自己的实验也证明，红葡萄酒所含多酚物质中，花青素（红葡萄酒的颜色来源）可以有效清除活性氧。"

这对 LDL 胆固醇偏高的酒友来说可是个好消息。

此外，佐藤老师还对不同的品种和年份对红葡萄酒的抗氧化作用（清除活性氧的能力）的影响进行了调查。

"研究发现，陈年红葡萄酒的抗氧化能力比新酿红葡萄酒更强。陈年约五年时，红葡萄酒的抗氧化能力达到峰值，之后则会逐年下降。"

不同葡萄品种当中，要数赤霞珠的多酚含量丰富，抗氧化能力也最强。波尔多梅多克地区、智利、加利福尼亚等地酿造的红葡萄酒多是赤霞珠品种，口味浓郁醇厚。也就是说，酒体饱满、口味厚重的红葡萄酒更有益健康。

各品牌葡萄酒活性氧清除能力与多酚含量的差异

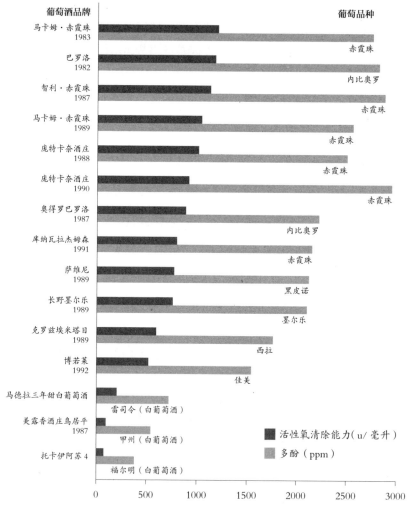

葡萄酒品牌

葡萄品种

葡萄酒品牌	葡萄品种
马卡姆·赤霞珠 1983	赤霞珠
巴罗洛 1982	内比奥罗
智利·赤霞珠 1987	赤霞珠
马卡姆·赤霞珠 1989	赤霞珠
庞特卡奈酒庄 1988	赤霞珠
庞特卡奈酒庄 1990	赤霞珠
奥得罗巴罗洛 1987	内比奥罗
库纳瓦拉杰姆森 1991	赤霞珠
萨维尼 1989	黑皮诺
长野·墨尔乐 1989	墨尔乐
克罗兹埃米塔日 1989	西拉
博若莱 1992	佳美
马德拉三年甜白葡萄酒	雷司令（白葡萄酒）
美露香酒庄鸟居平 1987	甲州（白葡萄酒）
托卡伊阿苏 4	福尔明（白葡萄酒）

■ 活性氧清除能力（u/ 毫升）
▨ 多酚（ppm）

活性氧清除能力值表示葡萄酒实际清除活性氧的能力。这个数值越高，葡萄酒的抗氧化能力越强。陈年葡萄酒的活性氧清除能力更大。从品种来看，赤霞珠的多酚含量最高。白葡萄酒中也含有多酚，但含量低于红葡萄酒。（1995—1996 年佐藤教授等发表）

喝红葡萄酒还可以预防痴呆症

除多酚的抗氧化作用以外，近年来，葡萄皮里的白藜芦醇也备受人们关注。据说，这种听来有些陌生的多酚物质可以提升大脑功能、恢复记忆，还能预防阿尔茨海默症。

波尔多大学中心医院以 65 岁以上的 3777 名老年人为研究对象，历时三年调查饮酒量与死亡率以及罹患痴呆症、阿尔茨海默症风险之间的关系，发现一个惊人的结果。每天喝 3—4 杯（375 毫升—500 毫

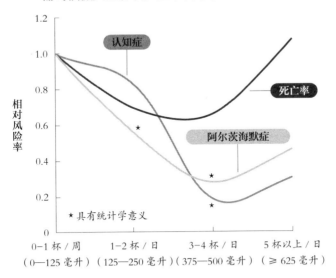

葡萄酒摄入量和认知症、阿尔茨海默症之间的关系

波尔多大学中心医院曾以 65 岁以上的 3777 人为对象，历时三年开展调查。佐藤教授从论文作者之一的 J.-M.Orgogozo 处获得数据，进而绘成此图。（Rev. Neurol.（Paris）：153（3），185-192（1997））

升）葡萄酒的人群和不喝酒人群相比，前者患痴呆症的风险是后者的五分之一，患阿尔茨海默症的风险是后者的四分之一，死亡率比后者低30%（发表于1997年）。据推测，这可能是因为白藜芦醇激活了传递外界刺激的"MAPK"信号通路。

还有研究报告称，白藜芦醇能激活可延缓衰老的长寿基因，有助于延年益寿。2006年发表的一篇论文指出，白藜芦醇可以延长老鼠的寿命。[1]给老鼠投喂高热量食物会使老鼠寿命缩短，但同时喂些白藜芦醇的话，老鼠就可以像正常情况一样存活。这项研究发表不久以后，美国的白藜芦醇补充剂便被一抢而空。日本也有厂家开始出售号称能激活长寿基因的抗衰老保健品。

1毫升红葡萄酒约含10毫克白藜芦醇。如果把日常饮酒都换成红葡萄酒，便可以享受到这诸多好处。

红葡萄酒还有杀菌作用，可以杀死幽门螺旋杆菌。加州州立大学弗雷斯诺分校曾做过一项实验，发现市面上出售的红葡萄酒可以在15分钟内抑制幽门螺旋杆菌的增殖（发表于1996年）。此外，佐藤老师等人的研究还发现，红葡萄酒可以软化血管，加快毛细血管中血液的流动（发表于1999年）。

看到这么多研究报告，我们便不难理解为什么红葡萄酒能在众多酒类中脱颖而出了吧？

---

① J.A. Baur, D.A. Sinclair et al.（2006）: Nature 444,337-342.

男性喝葡萄酒 2 杯为最佳

可是，葡萄酒喝多了非但没有健康功效，还有诸多弊害。那喝多少才算是"适量"呢？

"换算成纯酒精的话，10 克—30 克即 100 毫升—300 毫升可算适量，相当于 2 杯葡萄酒。女性的话，由于饮酒可能增加患乳腺癌等疾病的风险，100 毫升左右比较理想。"

对爱酒之人来说，两杯葡萄酒实在难以称心如意啊……不过，佐藤老师说："只要不是每天都喝，两个人喝一瓶葡萄酒也是可以偶尔为之的。"总之，每周的饮酒量应该控制在 150 克以内（每周留出 2 天休肝日）。

不爱喝红葡萄酒的人，还可以考虑以酒入菜来补充多酚。"据说，加热烹制红葡萄酒并不会完全破坏其中的多酚物质，60％的多酚仍能保存完好。加点红酒，烧出来的菜也更香醇可口，真正是一举两得。"

一边吃红酒炖牛肉，一边品果香浓郁的红酒……光是想想就咽口水啊。不过，美酒佳肴面前切忌贪杯，喝得烂醉可就白白糟蹋了红酒的健康功效。万事都要讲求一个度字。

清酒是醉人的护肤品吗？

受访者：若月佐惠子

福光屋

从酿酒工人、酿酒师傅到老板娘，清酒厂里酿酒人的皮肤大多细腻紧致、光滑白皙。以前，高级化妆品的广告也时常以此来做宣传。

我从事与清酒相关的工作已经 15 个年头，现在皮肤比 20 来岁时还好。我在化妆品店里做过一个肌肤年龄测试，测量肌肤水分等项目以后，结果显示，我的肌肤年龄居然比实际年龄年轻十几岁。我差不多每天都喝点清酒，也喜欢用清酒系列的护肤品。看到肌肤测试结果的我直感慨："嗯，这一定是清酒的功劳。"

同时，我还想起了小时候见过的一位当过艺伎的老人。幼儿园到小学低年级期间，我在一个以前是驿站的地方住过一阵子，住在那里的许多老人年轻时都当过艺伎。有一个人们亲昵地称为"香烟店老奶奶"的老人，虽然早就年逾八旬，肌肤却仍白皙如玉，胜似博多的瓷娃娃。

我夸她皮肤好时，她告诉我："以前做艺伎的时候，我常把客人喝剩的清酒倒在手心，抹在脸上和脖子上当护肤品用。"那时，尚未成年的我还不能喝酒，但如今40多年过去了，我还清晰地记得她美丽的肌肤以及"清酒对皮肤好"的那番话。

这么说来，如今添加清酒成分的美容产品随处可见。酿造"獭祭"的旭酒造（山口）推出了"酒粕手工皂"，"白鹿"（兵库、辰马本家酒造）研发的添加清酒成分"α-GG"的化妆品也大受美容达人的欢迎。

清酒真的对皮肤有好处吗？把清酒直接抹在脸上就可以护肤吗？这是清酒的哪种成分起了作用呢？我心头有着各种各样的疑问。

为此，我去请教了创立于1625年的老牌清酒厂金泽"福光屋"店铺事业部的负责人若月佐惠子女士。福光屋是一家思想非常超前的酒厂。还在添加食用酒精的清酒是主流的时候，福光屋就发表了"纯米酒宣言"。而且，福光屋还创办了自己的清酒研究所，20世纪90年来以来，凭借稻米发酵技术进军美容行业，积极探索各种新事物。

清酒中的氨基酸极其丰富！

"清酒中均衡地含有谷氨酸、丙氨酸、亮氨酸、精氨酸等多种氨基酸。清酒中的氨基酸含量大约是白葡萄酒的10倍，遥遥领先于各种酒类。而氨基酸是合成皮肤胶原蛋白等蛋白质的原料。此外，皮肤角质层中天然保湿因子（NMF）的主要成分也是氨基酸。氨基酸是皮肤中不可或缺的物质，堪称'美丽肌肤的源泉'。这就是清酒抹在脸上会使皮肤水润光滑的原因。"

清酒当中含有二十多种氨基酸。从保湿的角度来看，最重要的是丝氨酸。丝氨酸是皮肤原本就有的天然保湿因子的主要成分，是保证

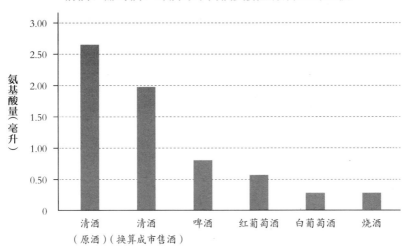

清酒、葡萄酒、啤酒等不同酒类氨基酸含量的比较

氨基酸量（毫升）

3.00
2.50
2.00
1.50
1.00
0.50
0

清酒（原酒） 清酒（换算成市售酒） 啤酒 红葡萄酒 白葡萄酒 烧酒

清酒中的氨基酸含量高于其他酒类。图表中的数据是福光屋调查所得。（清酒使用的是福光屋的产品，其他酒使用的是市面上购买的产品。不同商品可能有所差异。）

肌肤水润度的基础。

除丝氨酸以外，清酒中还含有甘氨酸、丙氨酸、苏氨酸、天冬氨酸等构成天然保湿因子的各种氨基酸。清酒的美容功效果然都是真的！以后在酒桌上，除了可以喝点清酒外，还可以把喝剩的清酒抹在手和脸上！

另外，虽然纯米酒有润肤功效，但是，肤质敏感或对酒精过敏的人拿来涂抹却可能刺伤皮肤。若月女士说："建议先在手臂内侧涂抹一点，看看是否有不良反应。"如果皮肤过敏，那就等酒精完全挥发以后再用。不过，米酒中不含防腐剂，所以最好冷藏，并且要在一周之内用完。

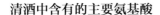

清酒中含有的主要氨基酸

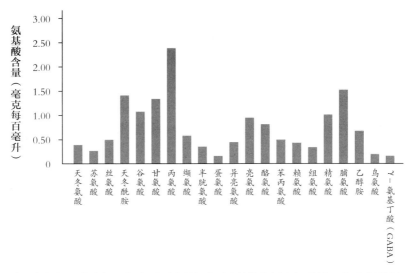

清酒中富含 20 多种氨基酸。调查对象是福光屋酿制的纯米酒（石川县工业试验厂调查所得）。

纯米酒的美容功效比纯米大吟酿更好？

可是，所有的清酒都有美容功效吗？刚才也说过，清酒大体可以分为添加食用酒精的"本酿造"和不添加食用酒精的"纯米酒"两类。对清酒情有独钟的酒友大多偏爱只用稻米和米曲酿成的纯米酒。

"不添加食用酒精的纯米酒对皮肤更有好处。所谓纯米酒，就是不添加食用酒精，纯粹用水、稻米和米曲酿造的清酒。纯米酒中的氨基酸含量更加丰富。"

原来，只用稻米和米曲酿制的纯米酒美容功效更佳。那所有纯米酒的美容功效都一样吗？

"人们可能会认为，研磨大量稻米酿成的昂贵的纯米大吟酿酒更好些，但若论美容功效，却是纯米酒更胜一筹。"

比起使用更多稻米精研细磨酿成的昂贵的纯米大吟酿造酒，价格实惠的纯米酒对皮肤更有好处。对你我的钱包来说，这又是个好消息。可是，为什么纯米酒的美容功效会胜过纯米大吟酿造酒呢？这还得从清酒的酿造方法说起。

"稻米的研磨程度越高，酿出的清酒杂味越少，越是果味幽香。纯米大吟酿酒就是顶级的清酒。氨基酸的含量会关系到清酒的'杂味'：氨基酸太多就有了'杂味'，刚刚好便化为了'美味'。如果是品酒，氨基酸含量适中自然最好，可如果想要美容，氨基酸却是多多益善。也就是说，氨基酸含量丰富、无须精研细磨的纯米酒的美容功效更好。"

因为金泽艺伎的一句话，才有了"纯米酒素颜"

20 世纪 90 年代，福光屋开始了美容领域的研究。到了今天，添加清酒成分的化妆品才越来越多。当年的福光屋为什么要研发化妆品呢？

"一切都因为金泽东茶屋街上艺伎的一句话。金泽的艺伎经常把客人喝剩的清酒抹在皮肤上。有位皮肤白皙细腻的艺伎曾对我说：'清酒对皮肤这么好，福光屋为什么不考虑用清酒做些化妆品呢？'就是因为这句话，便有了我们研发的'纯米酒素颜'。'纯米酒素颜'是专门用来'护肤'的'纯米酒'，因为是纯米酒，也可以喝。"

虽说清酒对皮肤有益，但专门用来护肤的清酒还是很新奇的。"纯米酒素颜"的特点是比一般清酒的氨基酸含量更高，可以迅速渗透进入肌肤，酒精的气味也会很快消失。

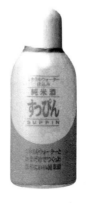

福光屋"用来护肤的"清酒"纯米酒素颜"。酒精含量 13% 的正宗清酒。特点是含有大量氨基酸，也可饮用。

然而，在销售环节却遇到一个难题：这款护肤品实际上可是一瓶 13 度的"酒"。既然是酒，没有酒类销售许可证就不能销售。也就是说，"纯米酒素颜"只能在酒铺出售。

福光屋只能继续潜心研发，历经数年，终于在 2003 年生产出了酒精含量几乎为零的"Amino Rice"。

"Amino Rice 的主要成分是大米发酵液。大米发酵液是以稻米为原料，用米曲霉、酵母菌、乳酸菌发酵约 40 天后，熟成[①]半年以上制成的。发酵工艺经过特别设计，因此，大米发酵液中含有更多具有美容功效的氨基酸。发酵过程还采用了一项不会产生酒精的专利技术。你也可以把它看作清酒当中的一种。这款产品含有约 3 倍于饮用清酒的氨基酸。"

Amino Rice 中富含各种有益于肌肤的氨基酸，比如可以改善角质层含水量、降低经表皮失水率（TEWL）的 GABA，能够软化角质层、提高肌肤持水能力、改善粗糙肤质的精氨酸，有助于促进皮肤新陈代

---

① 清酒酿造工序，指在一定的温度、湿度条件下使清酒自然发酵。——译者注

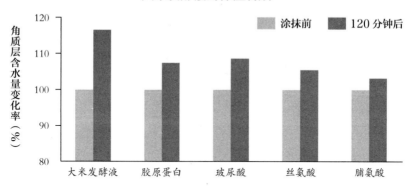

大米发酵液的保湿功效

图表比较了涂抹 Amino Rice 大米发酵液以前和涂抹 120 分钟以后皮肤角质层的含水量（福光屋调查）。结果发现，大米发酵液的保湿效果优于胶原蛋白。

谢的天冬氨酸等等。

"根据我们的检测结果，Amino Rice 的保湿效果优于胶原蛋白和玻尿酸。而且，它的抗氧化能力也超过维生素 C。"

把 Amino Rice 涂抹在皮肤上，基本不会感觉到酒精的存在。而且，涂抹在肌肤上的一瞬间，就会有滋润水嫩的感觉。这是因为氨基酸的分子大小仅相当于胶原蛋白的 1/3000，可以渗透到角质层的深处。氨基酸的力量真是太神奇了。

最近，随着清酒人气的高涨，除 Amino Rice 以外，市面上还出现了许多添加清酒美容成分的化妆品，可谓琳琅满目。比如，"誉国光"厂商土田酒造（群马）推出的"麹之惠"、使用大吟酿中的大米发酵液和酒糟配制的"大吟酿酒化妆水福千岁"（福井的田岛酒造）、利用清酒酿造过程中产生的米糠研制的"米糠美人"（日本盛）等，简直让人挑花了眼。

清酒浴有美容功效吗？

既然清酒有美容功效，那泡澡时加点清酒想必也是益处多多吧？日本女演员藤原纪香喜欢用清酒沐浴，使得清酒浴广为人知，可它的功效究竟如何呢？

"清酒中的酒精成分具有促进血液循环的作用，因此，用清酒泡澡有排汗暖身的功效。加上氨基酸有保湿的效果，还可以起到滋养肌肤的作用。另外，清酒特有的香气也有使人放松的效果。如果是普通家用浴缸，泡澡时加入 1—2 合饮用清酒即可。"

不过，若月女士还提醒道："当天就得把用完的洗澡水倒掉。"这是因为酒精的排汗作用会使堵塞在毛孔中的污垢也一并被排出，因此，洗澡水用上一次就脏了。

我立马尝试着泡了个清酒浴，果然比平常出汗更快，泡了 10 多分钟便有些头晕。浴缸上还隐约看到一条脏痕，看来清酒浴确实有排毒功效啊。我这次加的是饮用清酒，如果想有更好的效果，可以使用泡澡专用的清酒。市面上出售的清酒入浴剂有福光屋推出的氨基酸含量丰富的"素颜清酒浴专用原液"，还有"清酒入浴美人"（千代菊）、"汤汤美滴"（末广酒造）等。

要让酒友们说，"又是抹皮肤上，又是加洗澡水里，都不如喝了的好。"（关于饮用清酒有益健康的部分请参考第 17 页）不过，清酒美容法的话题在酒桌上一定会大受女性朋友的欢迎，了解下也没有坏处。

良药苦口，啤酒的苦味成分可以预防痴呆症

受访者：阿野泰久

麒麟研发总部健康技术研究所

"先来瓶啤酒！"

一进小酒馆，这句话张嘴就来。对广大酒友来说，口渴的时候能咕咚咕咚喝几口啤酒，简直就是身在天堂般的感受。

然而，近年来，在低糖、低碳水化合物饮食热潮的影响下，不少人都忍痛戒掉了啤酒。我以为，与其忍着不喝啤酒，还不如多放些心思在下酒菜上。

而且，我还想大声告诉大家："啤酒有个神奇功效。那就是它可以预防阿尔茨海默症！"

可以预防痴呆症的不只是红葡萄酒！

说到阿尔茨海默症，许多人可能会想起第165页介绍过红葡萄酒中的多酚可以预防这种疾病。根据东京大学、学习院大学和麒麟公司

的研究，啤酒同样有预防阿尔茨海默症的功效。这项研究发表于2016年11月，媒体也做过报道，有些人可能听说过。

如今也一把年纪的我，时常想不起某个人或某个东西的名字。加上家里有人患过老年痴呆症，我便越来越担心自己将来也会得老年痴呆症。所以，这个消息对我来说实在难能可贵。想必许多跟我一般年纪的酒友都有同感吧？

可是，"啤酒可以预防阿尔茨海默症"是真的吗？说到啤酒，这可是人人都爱喝的再普通不过的一种酒。而且，不同于印象中"对身体好"的红葡萄酒，人们对啤酒的惯有印象是"含糖、容易发胖"，很少会有人认为啤酒对身体有好处。

如果啤酒确实有健康功效，那发泡酒①也有吗？无醇啤酒也有吗？我心里有各种各样的疑问。为此，我去请教了研究啤酒健康功效多年的上述论文的作者、麒麟研发总部健康技术研究所的阿野泰久先生②。

啤酒中的异 α-酸可以抑制脑内废弃物的沉积

我刚提出问题，阿野先生就给了我非常明确的答复。

"啤酒酒花中含有一种名为'异 α-酸'的苦味成分。研究表明，这种异 α-酸可以抑制大脑中 β-淀粉样蛋白等废弃物的沉积，而 β-

---

① 日本一种以麦芽为原料的起泡性酒精饮料，外观口感都和啤酒很接近。日本酒税法规定啤酒的麦芽使用率必须在 66.7% 以上，麦芽使用率低于 66.7% 的酒类适用较低税率，1994 年，日本便出现了麦芽使用率较低、价格更加低廉的最早的发泡酒。后来由于税制改革，麦芽使用率低于 25% 的发泡酒成为主流。——译者注

② 麒麟研发总部健康技术研究所研究员。

淀粉样蛋白通常被认为是阿尔茨海默症的一大诱因。此外，异 α - 酸还有减轻大脑炎症的功效，有助于改善人的认知功能。"

真没想到，啤酒特有的苦味成分居然可以改善大脑功能！这可真是"良药苦口"的真实写照啊。

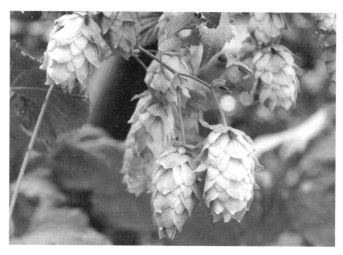

酿造啤酒的原料"啤酒花"是为啤酒提供香气和苦味的重要物质，自古以来就是一种珍贵的药用植物。（照片由麒麟集团提供）

这里先简单介绍一下阿尔茨海默症。痴呆症还包括脑血管性痴呆、路易体痴呆等类型，只是阿尔茨海默症占绝大多数。阿尔茨海默症是"β - 淀粉样蛋白"等蛋白质在脑内沉积，导致大脑神经细胞功能退化而引起的疾病。

本次实验中，研究人员给东京大学制备的阿尔茨海默症小鼠模型（植入可使废弃物在脑内早期沉积从而引发阿尔茨海默症基因的小鼠）持续 3 个月喂食含微量异 α - 酸的饲料。

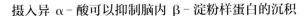

摄入异 α - 酸可以抑制脑内 β - 淀粉样蛋白的沉积

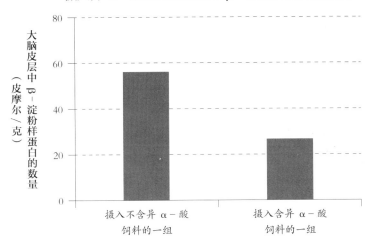

大脑皮层中 β - 淀粉样蛋白的数量
（皮摩尔／克）

摄入不含异 α - 酸
饲料的一组

摄入含异 α - 酸
饲料的一组

（数据来源：麒麟集团）

比较喂食含异 α - 酸饲料的一组和喂食普通饲料的一组发现，前者脑内废弃物和 β - 淀粉样蛋白的沉积量少于后者，两者大脑皮质中废弃物的数量差了 2 倍。

"负责记忆的海马体以及大脑皮质中沉积物的减少尤其明显。β - 淀粉样蛋白实际就是大脑中形成的斑块。一般认为，β - 淀粉样蛋白是阿尔茨海默症的主要病因。β - 淀粉样蛋白积聚在脑内会导致认知功能下降，掌管记忆的神经细胞无法正常工作，因此，人才会记不起做过什么，不知道接下来该做什么。衰老和睡眠不足都可能导致 β - 淀粉样蛋白增加。"

本次小鼠实验中，喂食含异 α - 酸饲料一组的脑部炎症水平降低了近一半。另外，通过进行动物行为学评估还发现，喂食异 α - 酸可以改善大脑的记忆功能。

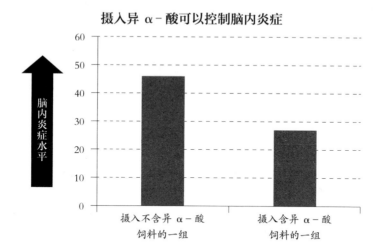

摄入异 α - 酸可以控制脑内炎症

脑内炎症水平

纵轴是因脑内炎症产生的生物活性物质细胞活素的数量（单位是微克 / 克）。数字越大，意味着脑内炎症越严重。（数据来源：麒麟集团）

异 α - 酸可以激活"脑内清道夫细胞"

那么，它背后的作用机制是怎样的呢？"秘密就在大脑中的小胶质细胞上。"阿野先生解释道。

"大脑中唯一的免疫细胞——小胶质细胞起着非常关键的作用。小胶质细胞素有'脑内清道夫'之称，可以吞噬清除 β - 淀粉样蛋白等脑内废弃物，并且除日常修复受损脑组织、修补突触以外，它还可以防御病毒入侵，因而是一种非常重要的细胞。"

第一次听说大脑中还有这么智能的细胞，这下可有指望了。

"可是，随着年龄的增长，小胶质细胞的功能逐渐发生紊乱，清除 β - 淀粉样蛋白的能力也会随之下降。此外，小胶质细胞还可能因过度活跃而引起脑部炎症，生成活性氧致使周围神经细胞受损。"

"啤酒花中的异 α - 酸有激活小胶质细胞的功效。小胶质细胞经异 α - 酸激活后，废弃物不容易在脑内沉积，炎症便能得到控制，起到预防阿尔茨海默症的作用。"

啤酒真的太神奇了。我本以为，啤酒的健康功效想来一定不及葡萄酒呢。我得为自己的这种想法向啤酒道歉。不过，啤酒有这样的"隐藏"功效，确实出人意料。

阿野先生说："啤酒中的啤酒花是一种珍贵的药用植物，早在1000 多年以前就已经入药。"也正因为这段历史，阿野先生才开始关注这方面的研究。

顺便提一句，啤酒花中含有的只是存在于蛇麻腺中的" α - 酸"，α - 酸在酿造过程中受热后，才能转变成异 α - 酸发挥功效。也就是说，只吃啤酒花是不能预防阿尔茨海默症的。

人脑的信息传递功能也可得到改善

看到异 α - 酸在小鼠身上效果显著，我们自然想知道它对人会有什么影响。

其实，早在 2016 年 3 月开始本次研究之前，阿野先生就使用磁共振成像初步验证了摄入啤酒中的异 α - 酸是否可以改善人脑功能。结果发现，人脑处理信息和传递信息的功能都得到了改善。这项研究还入选了日本内阁的国家重点科研计划 ImPACT，获得了优秀奖。

"试验对象是 50—70 岁的 25 名健康人士。我们让研究对象连续 4 周每天摄入 180 毫升含异 α - 酸的饮料（啤酒味的非酒精饮料）。180

毫升饮料中异 α-酸的含量大约是 3 毫克。通过观察摄入前和摄入后的检查结果，分析大脑皮层厚度、神经纤维粗细变化，我们发现，适量摄入异 α-酸有可能改善大脑的信息传递功能。而且，在 60—70 岁老年人身上效果尤其明显。"

本次实验之所以不使用啤酒，而使用啤酒味的非酒精饮料，是因为有研究指出适量饮酒可以预防痴呆症。

再补充一点，一般认为，摄入适量酒精就足以起到预防痴呆症的效果，这也是我之前介绍的 J 曲线效应的一部分。为了剔除酒精影响，单独观察"异 α-酸的功效"，试验才选用了啤酒味的非酒精饮料。

喝哪种啤酒最好？喝多少为宜？

目前我们已经知道，啤酒可以预防阿尔茨海默症。接下来就该考虑"喝哪种啤酒和喝多少"的问题了。如今的啤酒市场热闹非凡，除本地啤酒、进口啤酒以外，还有各种未归入啤酒类别的发泡酒、啤酒味的非酒精饮料等等。

"一般啤酒的异 α-酸含量约为 10—30ppm（百万分比浓度）。比起爽口型啤酒，IPA 啤酒（印度爱尔啤酒）等苦味较重的啤酒中的异 α-酸含量更高。此外，本次实验中使用的啤酒味非酒精饮料的异 α-酸含量一般在 12—30ppm。"

看来偏苦的啤酒更好一些。啤酒味非酒精饮料也可以。这对不能喝酒的人来说，的确是个好消息。那么，喝多少为宜呢？

"目前这个阶段，我们只是在讨论啤酒有预防阿尔茨海默症的可能性，喝多少为宜还无从判断。不过，为了避免过量饮酒伤害身体，首先务必保证'适量'。既然喝无醇啤酒也能享受到异 α-酸的好处，老年人和酒量差的人就用不着非喝啤酒不可。"

本来提这个问题时，我还满心期待会不会得到"啤酒的话，可以多喝点"的答案，没想到还是被告知要适量。可能不少人的耳朵早已经听出了茧子。对男性来说，20克纯酒精也即一瓶中瓶啤酒可以算适量。

或许有人嫌少，但对于那些忍痛戒掉啤酒的人来说，这可是得到了一句"可以少喝点"的许可啊。这下就能安心享用啤酒了，我内心还是很感激的。

再补充两句，据称异 α-酸还有预防生活习惯病、瘦身、调节血压、抑制白发生长等各种喜人的功效。与痴呆症关系密切的生活习惯病尤其不容小觑。想喝酒却硬忍着不喝，反而有可能造成压力。来吧，今晚还是高高兴兴地来瓶啤酒吧！

第 7 章

/

千万远离不好的饮酒习惯

喝酒助眠不可取，有患抑郁症的风险

受访者：佐藤干

新桥睡眠心理诊所

烦躁不安无法入睡，或者情绪高涨毫无睡意的时候，你有没有尝试过借酒入眠呢？

在酒精的作用下，眼皮渐渐变重，用不了多久就能睡着。酒精的这种功效，我也亲身体验过。

然而，入睡虽快，却未必能一觉睡到天亮。有时睡几个小时就会醒，醒来以后便特别清醒，怎么也睡不着了。各位酒友自不必说，其他人想必也有过类似的经历。

很多人都以为借助酒精的力量，可以加深睡眠睡得更香，但实际情况如何呢？我去请教了对睡眠与酒精之间关系十分了解、在酒精引起的失眠方面诊疗经验丰富的新桥睡眠心理诊所的佐藤干院长。

酒精可以加深刚入睡时的睡眠

"睡眠包括快速眼动睡眠（浅睡眠）和非快速眼动睡眠（深睡眠）两种截然不同的状态。根据脑电波的变化，我们可以把睡眠分为四个阶段。喝酒以后睡觉能够缩短入睡时间，延长第三、四阶段慢波睡眠也即深度睡眠的时间。这个阶段的睡眠时间越长，深度越深，修复身体细胞所需的生长激素就会分泌得越多。"

喝酒后入睡快，并且感觉睡得很熟，就是慢波睡眠的功劳。一项针对日本人的研究[①]表明，"有睡前小酌习惯且每周在一次以上的人"，男性约占 48.3%。也就是说，每两名男性中就有一名有睡前小酌的习惯（女性约占 18.3%）。

酒友虽美其名曰提高睡眠质量，但世间哪有这么便宜的事？

酒精的助眠效果只能持续 3—7 天

"入睡后，首先会进入慢波睡眠期。如果只看这个时期，睡前小酌似乎是可以提高睡眠质量。然而，由于酒精的反弹效应，在深睡眠（非快速眼动睡眠）和浅睡眠（快速眼动睡眠）的交替过程中，浅睡眠会持续更长时间，使得人容易在中途醒来。也就是说，从整体来看，酒精其实是降低了睡眠质量。"

那么，降低睡眠质量的"反弹效应"究竟是由酒精中的哪种成分引起的呢？

---

① Sleep Med; 2007, Nov（8）723-32.

睡眠包括快速眼动睡眠和非快速眼动睡眠两种状态

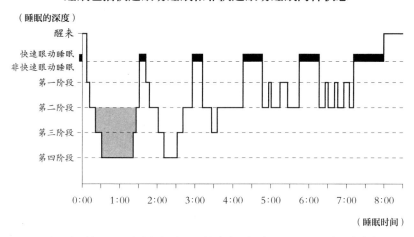

入睡以后，进入第三、四阶段的深度睡眠被称为"慢波睡眠"（上图中的灰色部分）。慢波睡眠可以促进有助于恢复体力的生长激素的分泌，还能够起到修复细胞的作用，让大脑得到休息。

　　"始作俑者是肝脏在分解酒精时产生的乙醛。乙醛经血液循环进入大脑以后，会引起交感神经兴奋，扰乱睡眠状态下大脑的正常休息。这就是酒后睡觉容易在中途醒来的原因。"

　　接着，佐藤医生还指出："有睡前小酌习惯的人，随着越来越难以入睡，中途醒得越来越频繁，会变得更加依赖酒精，结果适得其反。借酒助眠的办法一般过3—7天后便不再有效，因此，人们会在无意识中越喝越多。这种行为不仅会降低睡眠质量，还可能增加患酒精依赖症的风险。"

　　比如，最开始时，睡前只喝一瓶350毫升的啤酒，渐渐地就可能变成500毫升、1升……酒量越来越大，酒精度数也越来越高时，就得小心了。

睡前饮酒可以加快入睡，延长慢波睡眠时间

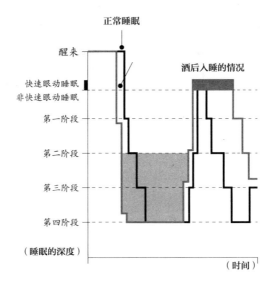

在酒精的作用下，入睡加快，到达第三、四阶段的时间缩短，所以，"慢波睡眠"会有所增加。但是，由于酒精的反弹效应，快速眼动睡眠时间延长，会使人容易在中途醒来（图表由编辑部根据采访资料绘制）。

"酒精作用于可与脑内抑制性神经递质 GABA 相结合的'GABAA 受体'时，会使人感到放松和快乐。同时，酒精还能抑制兴奋性神经递质谷氨酸（尤其是 NMDA 受体），使人快速入睡，尽早进入深度睡眠。但另一方面，由于 GABAA 受体也会对酒精产生依赖，因此，饮酒量会逐渐加大。加上刚才所说过的酒精助眠效果只能持续 3—7天，起初喝 350 毫升便能奏效，到后来可能就得喝 500 毫升，甚至 1升……总之，纠正借酒入睡的坏习惯非常有必要。"

睡前饮酒可能导致睡眠障碍

据佐藤医生说，过度依赖酒精、睡眠质量长期低下，还可能引发"过度觉醒"这种身心持续处于紧张状态的机体防御反应。"拿身边的例子来说，熬完通宵以后，明明身心俱疲、困意难挡，躺在床上却异常清醒无法入睡，这种状态就是过度觉醒。出现这种情况的话，不仅会打乱睡眠节奏，而且由于交感神经长期处于活跃状态，还会使人因为一点小事就烦躁不安、失控发飙，严重者还会抑郁。"

看来，睡前小酌对身体的危害远比我们想象中大。那么，改掉睡前喝酒的毛病后，就能立马改善睡眠质量吗？

"从我多年的诊疗经验来看，如果睡眠紊乱、出现过度觉醒的状态，戒酒以后至少也得半年时间才可能恢复正常的睡眠。"

注意睡眠卫生，不要借酒入眠

原来，就算戒掉睡前小酌，也有可能甩不掉睡眠障碍。"家里不放酒"是戒掉睡前小酌的不二法门，但对各位酒友来说，这个办法也未免太残酷了些。那么，还有没有既轻松又能立马行动起来的办法呢？

"当然，我们不建议为了入睡去喝酒，但如果是想搭配美食、放松放松的话，只要保证适量，一般是不会对睡眠产生不良影响的。万一喝多了，睡前多喝点水'稀释'一下即可。在此基础上，戒掉睡前喝酒的习惯，并且注意'睡眠卫生'，就可以逐渐改善睡眠质量。"

来自佐藤医生的睡眠卫生检查清单：

· 泡澡（或冲澡）最好在睡觉 2 小时前
· 洗澡水的温度最好在 40℃ 左右
· 睡前一小时不要使用手机或电脑
· 深夜不要去便利店等太明亮的地方
· 工作日和节假日都在同一时间起床

实际给患者诊疗时使用的睡眠卫生检查项目也无非洗澡时间、洗澡水温度、进入眼睛的光线、起床时间等，这些改变生活习惯的基本要求连小学生也能做到，并不是很难。

如果实在戒不掉睡前小酌……

如果还是有人戒不掉睡前小酌，那就只好使出撒手锏了。

"许多研究报告都指出，长期睡眠质量低下，会增加患高血压、糖尿病、代谢综合征等生活习惯病的风险。此外，酒精的肌肉松弛作用可能会使咽喉部肌肉松弛，气道变窄，导致睡眠呼吸暂停综合征、打鼾加重等。

"明知这些风险却还是戒不掉睡前小酌的人，建议直接去看睡眠门诊，让医生开点安眠药。国人似乎非常抵触吃安眠药，但作为医生，从药理学角度来说，比起安眠药，让人好几个小时都不省人事的酒精要可怕得多（笑）。如今市面上的很多安眠药都不会产生依赖性，所以，实在不行也可以考虑这个方法。"

虽然睡前喝点酒可能自我感觉睡得很好，但第二天往往工作效率低下、睡意频频来袭，这就说明喝酒后的睡眠质量并不是很好。为了保证舒适和优质的睡眠，一定要认识到这一点，别再借酒入眠，喝酒本来是图个乐嘛。

酒药同服万万不可

受访者：饭岛久志
千叶药剂师会药事信息中心

天气转冷，伤风、流感肆虐街头的时候，酒友们却还是离不开酒。甚至有人打着"用酒消毒"的幌子，比平常喝得更厉害。

然而，再怎么"用酒消毒"，终归还是难以战胜病毒，真的感冒了便也只好乖乖吃感冒药。可是，就连吃药的时候也想着喝酒，正是酒鬼的本性。我也好不到哪里去。轻感冒时，吃完感冒药就去喝酒是家常便饭，有时甚至用啤酒吃感冒药……

吃药得用水。这点基本常识我还是有的。在常去的诊所开药时，医生每次都会叮嘱我"不要喝酒"（虽然实际并没有遵医嘱）。道理我都懂，可就是管不住自己。

幸运的是，迄今为止，我还没有在这上头吃过大亏。虽然有过止痛药、感冒药与酒同服后恶心想吐的经历，但症状都不是很严重，便更不当回事，直到现在，偶尔也会在喝酒前后吃感冒药。

酒药同服实际会有哪些危害呢？就药物与酒精之间的关系，我去访问了千叶县药剂师会药事信息中心的饭岛久志主任。

用酒吃药果然不可

"用酒吃药？简直荒唐，绝对不行！药得用水送服，这是大原则。"

果然挨了一顿批。或许是因为没有感受到有生命危险，所以我才会明知是这个道理，却一再地重蹈覆辙吧。酒药不能同服究竟是为什么呢？

"酒精会影响药物的药效。具体影响因药而异，比较典型的影响是放大药物的作用和副作用。很多人都知道，酒精和药物均在肝脏中代谢。代谢过程中需要用到 CYP2E1（细胞色素 P450）等代谢酶。如果同时服用药物和酒精，二者就会抢夺这种代谢酶。

"假设代谢酶在通常情况下可以代谢掉 50% 的药物，如果被酒精抢走一半，便只能代谢 25% 的药物。这样一来，就会有 75% 的药物成分进入血液。药物的剂量原本是基于一半药物会被代谢的前提确定的，酒药同服的情况相当于加大了药物剂量，自然会增强药理作用，导致药效过大。"

酒精居然会使药效过大！这确实对身体很不好啊！

"反之，如果经常喝酒，体内代谢酶的活性偏高，则容易过度代谢药物，导致药效降低。"

用酒吃药严重时甚至可能危及生命

要么药效过大，要么药效过小，看来"酒药同服"真的是危险重重啊。饭岛主任还以几种药物为例，做了进一步详细的解释。

"就拿治疗血栓的华法林来说，服用华法林的同时摄入酒精，很可能会增强华法林的药理作用，放大药效，导致出血。如果脑部出血，还可能危及生命。

"另一方面，刚才也说过，如果是经常饮酒的人，药效则会下降。经常喝酒的人代谢酶活性一般偏高，不喝酒的时候尤其容易过度代谢药物，导致进入血液的药物成分减少。所以，经常喝酒的人服用华法林，更容易引起血栓形成，增加患心肌梗死、脑梗死等疾病的风险。

"如果是在服用治疗糖尿病的二甲双胍的同时过量饮酒，则可能降低体内乳酸代谢（导致乳酸性酸中毒）。乳酸过量对中枢神经系统、消化系统都会产生不良的影响，需要格外小心。"

太可怕了。如果只是容易喝醉、导致身体不适倒也好说，部分药物与酒同服甚至可能危及生命！不过，这些药物都是患有特定疾病才会开的处方药。没有这些疾病的人可能在想这都与我无关嘛。

感冒药和止痛药也得小心

那如果是止痛药、感冒药这些药店就可以买到的家庭常备药与酒同服，情形又如何呢？

"当然，许多非处方药也需要引起注意。比如，止痛药和感冒药中含有的对乙酰氨基酚，主要通过与葡萄糖醛酸结合、与硫酸结合、经 CYP2E1 代谢这三种途径排出体外。其中，对乙酰氨基酚在 CYP2E1 的作用下会转化为 N- 乙酰 - 对 - 苯醌亚胺（NAPQ1）。NAPQ1 具有肝毒性，通过与谷胱甘肽结合，最终以硫醇尿酸的形式排出体外。可是，长期饮酒可诱导 CYP2E1 活性增加，生成大量 NAPQ1。一旦超出谷胱甘肽可以结合的限度，NAPQ1 在体内堆积过多，就会导致肝脏受损。"

原来如此，看来经常喝酒的人更得小心啊……我这才开始反省。

对过敏性鼻炎药有影响吗？

说完止痛药和感冒药，我们再说说治疗过敏性鼻炎的药物。

"据说，以前的过敏性鼻炎药与酒精同时服用容易犯困。如今新研发出的非索非那定（商品名：艾来锭）等药品对中枢神经系统的抑制作用越来越小，情况已经有所改观，但是，不同药物对中枢神经系统的影响各不相同，涉及具体药品时，最好还是咨询一下专业人士。"

每逢花粉症的季节我都得吃药，近来的抗过敏药吃过以后确实不大容易犯困。不过，只要不能完全否定它们与酒精的相互作用，最好还是不要与酒同服。

吃药至少得在饮酒 3—4 小时后

到目前为止，我所举的只是无数药物中极小的一部分。虽然酒精对不同药物的影响各不相同，但我们已经充分认识到了，酒药确实不可同服。

可是，摆在广大酒友面前的一个现实问题是，没有酒的日子简直无法想象。早上、中午、晚上都得吃药，那什么时候才能喝酒？而且，喝酒之前经常会吃些肠胃药。这种情况又该如何处理呢？

先来说说喝酒后要隔多长时间才能吃药的问题。

"其实，生病吃药时不喝酒是最理想的……"饭岛主任这样解释道。

"酒精在体内的存留时间与体重、性别都有关系。酒精健康医学协会指出，60千克左右的成年男子每消耗1单位酒精（纯酒精20克=1瓶中瓶啤酒或1合清酒）大约需要3—4个小时。[①]因此，喝酒后请至少隔3—4个小时再吃药。"

明白了，最好是等酒精代谢完以后再吃药，以免药物受到酒精的影响。今后一定得记住等喝完酒3—4个小时再吃药。不过，如果摄入2单位酒精，酒精在体内的存留时间将长达6—7个小时，所以，一定要按照摄入的酒精量空出相应的时间。

那诸如喝酒前吃肠胃药的这种情况呢？

"由于不同药物的代谢速度和排泄速度（半衰期）各不相同，因此，应该在喝酒几小时前吃药不可一概而论。不过，如果是保护和修复胃黏膜的胃药或者养肝护肝的保健饮品，喝酒前服用是没问题的。只是部分药物不能与酒精同时服用，具体情况还得咨询医生。"

原来如此。我也和很多人一样，会在喝酒前吃点胃药，或者喝点护肝的保健饮料，听到这么做没问题就放心了。不过，买药之前，还是应该像饭岛主任所说的那样，确认一下是否可以在喝酒前服用。

---

① 具体请参考酒精健康医学协会网页 http://www.arukenkyo. or.jp/health/base/。

说来惭愧，一直以来我都以为，"不管用水吃还是用酒吃，药既然进了肚子里便没什么区别"。就算有区别，也不是什么大问题。如今听了饭岛主任的这番话，便再不敢口出狂言了。

　　感冒的时候，索性就把它当成休肝日，停上几天酒是最理想的，毕竟好好休养才是治疗感冒的良药。我们也得体恤肝脏的辛劳啊！

酒后口臭，减缓"气味骚扰"有办法

受访者：山本龙生

神奈川齿科大学

晚上喝酒回到家后被家人嫌弃"口臭"，喝多的第二天早上被女同事抱怨一身酒气，类似的经历想必各位酒友都有过吧？

不知是因为喝醉酒没刷牙就睡了，还是因为醉醺醺地胡乱刷牙没刷干净，很多酗酒的酒友身上都有令人忍不住想别开脸去的"口臭"。喝酒以后身上确实会有"酒气"，但比它更严重的是"散发着酸臭腐败气味的强烈口臭"。对周围的人来说，这简直是一种"公害"。

酒精真的会加重口臭吗？这次我去访问了神奈川齿科大学研究生院齿学研究科的教授山本龙生老师。

"造成强烈口臭的原因不只是酒精。口臭大多是由牙周病引起的。牙周病之所以会引发严重口臭，是因为牙周致病菌这种厌氧性细菌在口腔内繁殖，生成硫化氢、甲硫醇等臭味气体，才产生了臭味。"

牙周病是牙齿周围组织疾病的统称。山本老师说："引起牙周病的原因是口腔内的细菌以及由细菌生成的齿垢。"齿垢进入牙齿和牙龈之间的牙周袋，会引发炎症，还会导致支撑牙齿的牙槽骨萎缩，可谓"细菌的温床"。如果不及时治疗，很可能失去宝贵的牙齿。根据厚生劳动省的调查，55—74岁的人患牙周病的概率超过50%。[1]

酒精可能导致"牙周病"

如果真像山本老师所说，造成口臭的原因是牙周病的话，那口臭与酒精有没有关系呢？

"酒精对牙周病的影响机制目前尚不清楚。不过，以人为研究对象的流行病学研究发现，酒精的摄入量越多，牙周病的罹患率越高。"

什么？酒精和牙周病之间并非毫无关系！

韩国针对40—50岁共8645名男性的调查表明，经常喝酒的人与不喝酒的人相比，前者患牙周病的概率是后者的1.27倍。[2]另外，巴西针对1115人开展的一项调查发现，每天摄入9.6克纯酒精（约相当于0.5合清酒）的女性，与不喝酒的女性相比，前者患牙周病的概率是后者的3.8倍。[3]此外，山本老师通过用老鼠做实验也证实了酒精与牙周病之间是有关系的。

"未患牙周病的老鼠摄入过量酒精（相当于人喝到烂醉程度的酒量），会使支撑牙齿的牙槽骨被严重吸收。而且，还会使骨骼周围产生大量活性氧，导致机体抗氧化能力下降。可见，酒精不仅会增加患牙周病的风险，而且，随着牙周病病情的发展，还可能导致身体被氧化。"

---

[1] 引自日本平成二十三年（2011年）《齿科疾病实态调查》。

[2] Journal of Periodontology 2014;85:1521-28.

[3] Journal of Periodontal Research 2014;50:622-9.

山本老师还说，由于酒精能抑制抗利尿激素的分泌，因此喝酒后容易排尿频繁，引起脱水症状，导致唾液分泌变少。这会使得口腔环境进一步恶化，细菌大量繁殖。"这时要再去吸烟，便无异于雪上加霜。"山本老师又补充道。

"有研究报告称，吸烟人群患牙周病的概率是不吸烟人群的 8 倍。这是因为吸烟会导致牙龈血流不畅，加上烟焦油容易吸附牙垢，便会产生一种顽固性的牙周致病菌。"

近来出现的"气味骚扰"一词，也说明牙周病引起的口臭已经影响到人们正常的人际交往。尽管如此，广大酒友也不大可能戒酒。那有什么防治措施吗？

"预防牙周病最好的办法就是刷牙。刷牙并没有什么最佳时间段，所以，早上、中午、晚上都可以花时间仔仔细细地刷。"

刷完牙后最多漱两次口

说到刷牙，我还有个疑问。近来有种说法非常流行，那就是"饭后 30 分钟内最好不要刷牙"。喝酒后最好也不要立刻刷牙吗？

"确切地说，并不是饭后 30 分钟不要刷牙，而是摄入酸性食物 30 分钟内不要刷牙。欧美有研究发现，经常饮用葡萄酒容易使牙釉质受到腐蚀，引起酸蚀症。"

那么，葡萄酒爱好者应如何预防牙齿酸蚀症呢？

"要想积极预防酸蚀症，建议在喝酒前用含氟牙膏刷牙。氟能促进牙齿对唾液中钙质的吸收（再矿化），坚固牙齿，降低牙齿酸蚀的风险。使用含氟牙膏刷牙，就好比预先给牙齿穿了一层保护衣，因此就可以降低葡萄酒等酸性饮料对牙齿的影响。不少爱喝酒的人都怕牙膏影响酒的味道而对它敬而远之。其实，只要提前1个小时刷牙就不会有这样的问题。"

另外，还有一个办法可以让氟的功效加倍。"那就是刷完牙后，漱口不要超过两次。因为漱到嘴里没有牙膏的味道才停，就会把好不容易涂在牙齿表面的氟冲洗掉。使用清凉感强劲的牙膏时，只漱两次口可能会觉得不放心，但习惯了也就没什么了。"

我也亲自尝试了一下刷完牙只漱两次口，虽然起初有些抵触，但过几天也就不在意了。只要可以预防牙齿酸蚀，质感粗涩也好，后味难闻也罢，这些都不是问题。培养喝酒前的刷牙习惯，从今晚就可以实践起来。

用"牙签刷牙法"击退牙周病！

对付口臭的办法就是刷牙。不过，也得讲究刷牙的方法。山本老师等人经过多年研究发现，使用"牙签刷牙法"（用普通牙刷即可）刷牙可以有效预防牙周病。

"牙周病发生在牙齿与牙齿之间。牙签刷牙法在给牙齿间牙龈按摩的同时，还可以使因牙周病破损的牙齿牙龈连接部位的龈沟上皮再生。方法是顺着牙齿和牙龈之间的交界处，上排牙齿向下刷，下排牙齿向上刷，每处竖向刷10个来回。里面的牙齿则用刷毛尖端插入齿缝去刷，每处重复10次左右。力度与使用橡皮擦时差不多即可。整个过程大约需要7—8分钟，边看电视边刷的话，也不会感觉太久。"

山本老师给我用"牙签刷牙法"刷了一下，牙齿果然光滑许多，

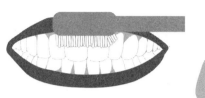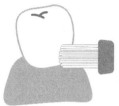

刷表面的牙齿时，顺着牙齿和牙龈之间的交界处，朝下移动牙刷。刷槽牙时，刷毛与牙齿呈直角，小幅度来回移动。刷里面的牙齿时，用刷毛尖端轻轻插入齿缝去刷。

牙龈也紧致了不少。山本老师的研究还发现，虽然存在个体差异和年龄差异，但连续使用"牙签刷牙法"刷牙，1—6个月不等，牙周病就会有所改善。

口臭的毛病，自己不易察觉，别人又不好提醒，往往疏于治疗。为了不至于一开口就让别人捂鼻子，平常一定得多留意保持好的生活习惯。此外，也不能忘记喝酒要保证适量。

冬天酒后泡澡，恐有性命之忧

受访者：梅村敏

横滨劳灾医院院长

"越是喝醉以后，越想泡个澡！"有这种想法的不只我一个人吧？喝醉酒的人往往胆壮气粗，因此，便很容易干出"通过泡澡出汗来醒酒"的蠢事（虽然出了汗也不能醒酒）。

11 月底一个寒冷的冬日里，我曾感受过一次"生命危险"。没错，我在喝醉以后泡了个澡。不过，当时还没有醉到不省人事的地步，记忆都在，意识也还清醒。到家以后，我想暖暖身子，就泡进了 44℃的热水里。

泡在浴缸大约 5 分钟后，我开始感觉有些异样。先是头上突然发热，紧接着仿佛全身都变成了一颗心脏，悸动不已。赶忙起身想离开浴缸时，又感到一阵头晕。我喝了口水，在更衣室蹲了一会儿才好些，当时真的以为"这就是我人生的终点"了，这种反应俗称热休克。

酒后入浴是饮酒一大禁忌。我心里虽然清楚，却因为没在这上面吃过苦头，就不当回事，经常在喝酒后泡澡。可是，11月的这次遭遇，令我深刻认识到了这种行为有多危险，吓得之后很长一段时间连酒都不敢喝。

不过，喝酒后不可以泡澡有什么依据吗？我经历的心悸头晕是什么原因导致的呢？这次，我去访问了《如何预防和战胜高血压》的作者、熟悉热休克反应的横滨劳灾医院的梅村敏院长。

热休克的主犯是血压的急速变化

"温度急速变化导致的身体不适就是热休克。'热休克'与'血压变化'有很大关系。寒冷天气洗澡或者喝酒后洗澡时，血压波动尤其剧烈，极其危险。"

导致热休克的原因原来是血压的变化！确实，血压急剧波动想来也对身体没有好处……可是，寒冷天气洗澡或者喝酒后洗澡会如何影响血压呢？

据梅村院长说，人的血压会随着温度的变化而变化。温度升高时血压下降，温度降低时血压上升。

"在低温环境中，为防止体温下降，血管便会收缩，引起血压升高。相反，气温升高时，为释放热量降低体温，血管又会扩张，引起血压下降。因此，一般人都是夏季血压偏低，冬季血压偏高。"

泡澡前后的血压变化

从暖和的房间走进寒冷的更衣室，再走到冲澡处	血压上升↑
泡进浴缸后交感神经紧张，血管收缩	血压进一步上升↑
一直泡在浴缸里，身体逐渐暖和	血压下降↓
离开浴缸，走到更衣室	血压上升↑
穿上衣服，回到暖和的房间	血压逐渐下降↓

泡澡前后的温差导致血压忽高忽低

那么，泡澡时血压会发生何种变化呢？梅村院长给我讲解了寒冬泡澡时血压的变化情况。

大冷天泡澡！光是写下这几个字就有头晕目眩之感啊。泡澡前后温差过大，便会导致血压忽高忽低，引起热休克。下图是实际测量的泡澡期间血压的变化情况。从图中可以清楚地看出室温越低，泡澡期间血压的波动幅度越大。

"血压的急速变化会给身体造成很大负担。寒冷季节泡澡时，血压波动幅度较大，更会加重身体负担。尤其是本来就患有高血压的老年人，他们大多伴随有严重的动脉硬化症状，血管受损十分脆弱，更无法应对血压的剧烈波动，寒冬泡澡很可能诱发心肌梗死、脑梗死、脑出血等疾病，使他们陷入危险境地。另外，由于老年人根据体位变化（卧位、坐位、立位等）维持血压的能力减退，因此，从浴缸中站起时还有可能会因脑部供血不足而跌倒。"

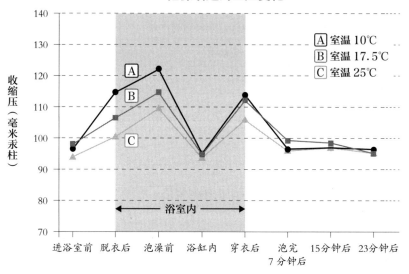

泡澡引起的血压变化

收缩压（毫米汞柱）

A 室温 10℃
B 室温 17.5℃
C 室温 25℃

浴室内

进浴室前　脱衣后　泡澡前　浴缸内　穿衣后　泡完　15分钟后　23分钟后
　　　　　　　　　　　　　　　　　　　　　7分钟后

泡澡时血压波动较大。室温越低，血压变化幅度越大。（Appl Human Sci. 1996; 15:19-24）

洗澡意外身亡多发于寒冷季节

日本消费者厅公布的数据也显示，洗澡意外身亡多发生在寒冷的 12 月到 3 月期间。死者大多是 65 岁以上的老人。洗澡死亡率近 10 年来增长多达 1.7 倍。

好吧，看来冬日洗澡的危险确实不可小视啊。也许是因为日本人不肯只冲个澡了事，而喜欢在浴缸里泡着，让水没过肩膀，日本的洗澡溺亡率在全世界范围内也出奇高。

2015 年，日本消费者厅开展了一项关于冬季洗澡事故的实态调查，约 10% 的人都反映洗澡时有过头晕、丧失意识、浑身发冷的经历。浑身发冷的情形大多是"在浴缸里泡了很长时间（10分钟以上）"，要从浴缸起身的时候。

"长时间泡在浴缸会使人体血压下降。如果突然起身，年轻人虽然能够通过收缩血管来维持血压稳定，可老年人却做不到，因此就会引起大脑供血不足，导致失去意识跌倒在地。如果跌倒在充满水的浴缸，那么还可能溺水身亡。"

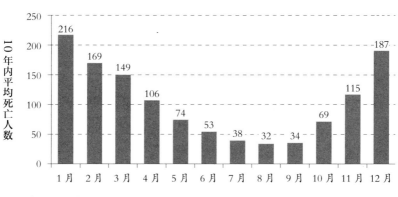

东京 23 区洗澡意外身亡人数随季节的变化

（消费者厅 2017 年 1 月 25 日 News Release）

酒精可以暂时降低血压

到目前为止，我们已经知道，由于浴室和房间一冷一热、温差巨大，冬日泡澡会给身体造成很大负担，而且这还是在不喝酒的情况下。在相同的环境中，喝酒后泡澡又有多危险呢？

"饮酒可以暂时降低血压。喝酒以后，血液中酒精代谢产物乙醛的浓度增加，会使得血管扩张，血压下降。血压降低后，为保持血压平稳，交感神经活性增加，引起脉搏加速。

"喝酒后血压本就偏低，这时再泡澡，很可能导致血压波动幅度更大。饮酒后加寒冷季节泡澡可谓险上加险。此外，喝酒以后，在酒精的作用下，人的意识模糊不清，危机管理能力下降，情况会更加危险。"

听到这里，我便知道自己为什么会有那次热休克的经历了。在喝酒后血压暂时降低的状态下，我从温暖的房间走到没有暖气的更衣室，

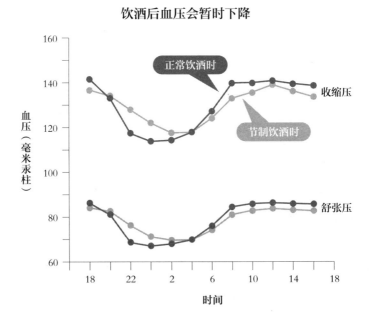

饮酒后血压会暂时下降

高血压患者喝酒（正常饮酒时）和不喝酒时（节制饮酒时）血压的变化情况。从图中可以看出，喝酒以后，血压在夜间偏低，白天则偏高。（临床高血压 2000 ; 6:14）

脱去衣服后，一下子跳进44℃热气腾腾的浴缸。整个过程中，血压先是急速飙升，泡澡期间又急转直下，随后在血压降低时猛然起身，自然会感到头晕目眩。还好，我既没溺死，也没受伤，真是万幸。梅村院长也说："年纪再大些的话，很可能会失去意识，跌在浴缸里淹死。"光是想想就脊背发凉啊。

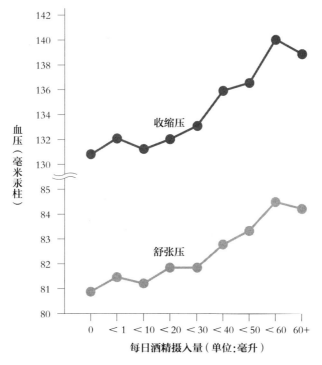

酒精摄入量越大，血压越高。另外，1瓶大瓶啤酒或2杯葡萄酒约相当于30毫升酒精。（Circulation.1989; 80:609）

经常喝酒的人血压偏高

据梅村院长说，像我这种经常喝酒的人尤其需要注意，而且最好养成定期测血压的习惯。理由如下：

"酒精和血压之间有着非常密切的关系。经常喝酒的人血压往往偏高。血压会随着每日摄入酒精量的增加成比例上升，与人种或者酒的种类一概无关。"

刚才提到，喝酒以后血压会有所下降。不过，这只是一时性的现象，经常过量饮酒则可能导致高血压。

梅村院长一鼓作气说道："据说，目前日本有4300万人都患有高血压。血压水平本就会随着年龄的增长而上升，加上巨大的工作压力，50岁以上男性患高血压的概率更是居高不下。经常喝酒的人即使目前血压不高，将来患高血压的风险也非常高。"

仔细回想了一下，我身边的好多酒友确实都患有高血压。越是海量，越有这种倾向。50岁以上的人患高血压的尤其多。看来，就算眼下血压正常，诸位酒友也大意不得啊。

酒后实在想洗澡怎么办？

即使知道喝酒后洗澡非常危险，天冷的时候更是，可还是有很多人喝完酒后想洗个澡清爽一下。难道真的没有别的办法吗？

"想洗个澡清爽一下的心情可以理解，但是，最好等体内酒精代谢完以后再去洗澡。体重60千克的成年男子代谢1单位酒精（20克纯酒精，等于1瓶中瓶啤酒）平均需要3—4个小时。

"虽然酒精代谢能力因人而异，这个数值仅能做个参考，但是喝酒后要想洗澡的话，至少得隔 3—4 个小时。喝酒上脸的人酒精代谢能力一般较差，最好再多隔些时间。当然，饮酒量越大，酒精在体内停留的时间越长，这点也要注意。"

梅村院长说，酒后洗澡除了要隔足够长时间外，还得注意下一页列出的四个注意事项。此外，刚吃完饭或者服用安眠药、镇静剂后最好也不要立刻洗澡。①

看我仍不死心，还想喝酒后洗澡，梅村院长又给我指了条路，那就是淋浴。而且，为了降低热休克风险，梅村院长建议最好使用温水淋浴。

"比起在浴缸里泡澡，温水淋浴对身体造成的负担要小得多。而且，万一跌倒也不会溺死。晕倒时最怕的就是溺水。由于日本人有泡澡的习惯，所以溺死在浴缸里的人数也远远多于其他国家。"

对呀，国外洗澡一般不都是淋浴吗？这也是个选择嘛！想"出汗醒酒"（虽然是种错误的观念）时，我脑海中浮现的竟然只有浴缸，说来也是惭愧。确实，如果是淋浴，摔倒最多也是跌伤，死亡的可能性远低于泡澡。以后喝完酒要实在想洗澡就冲一下。当然，淋浴时也要尽可能减小温差，确保更衣室和浴室足够暖和，洗澡水的温度也不宜过高。

----

① 喝酒后最好也别蒸桑拿。有人说蒸桑拿可以醒酒、可以瘦身等，但减少的只是"水分"。平常蒸桑拿也得注意及时补充水分。喝酒以后，身体一般处于脱水状态，蒸桑拿则会进一步加剧脱水症状，所以非常危险。如果在饮酒或洗澡后直接睡觉，还可能因过度脱水而增加心梗、脑梗的发病风险，动脉硬化严重的患者尤其需要注意。

这下记住了，喝酒后洗澡要格外小心，尤其是在冬天。虽然不大过瘾，但实在想洗也可以冲个澡。没想到，从热休克和酒精之间的关系，竟聊到经常喝酒可能导致高血压。喝酒果然不可过度，还是得保证适量。

50岁以后，最好经常测量血压，看看有没有变化。血压如果偏高，喝酒就要有所节制了。说到底，能保护好自己身体的只有自己。

洗澡时的四个注意事项

1	为了减小温差，洗澡前要注意加热更衣室和浴室。使用淋浴喷头往浴缸里放水，可以利用水蒸气提高室温，一举两得。
2	洗澡水以41℃以下的温水为宜，泡澡时间不宜超过10分钟。切忌泡澡时间过长。虽然半身浴对心脏负担较小，但泡得太久也可能有不良后果。
3	起身离开浴缸时不要太急，这也是预防眩晕的一大关键。
4	泡澡时提前和家里人说一声，这样，泡澡时间过长，家人就可以过来看看什么情况。有研究发现，由于不适症状发现及时，公共澡堂泡澡很少发生心脏骤停后死亡的情况。

酒精依赖症到底有多可怕

受访者：垣渕洋一

成增厚生医院东京酒精医疗综合中心

关于饮酒，各位酒友的担忧有过量饮酒可能导致的肝功能减退、肥胖、痛风到失忆、健忘等，可谓不胜枚举。其中，酒量过人的海量酒客，最担心的莫过于"酒精依赖症"。

说起酒精依赖症，很多人以为只有酒量相当好的人才可能得这种病。其实，这种可怕的疾病与各位酒友只有咫尺之遥。说来惭愧，我也时常会担心自己是否患有酒精依赖症。

每逢假日，我都假以犒劳自己的名义，大白天就喝气泡酒。平时下午5点以后，也会边做饭边喝啤酒。

这些在我看来虽很平常，可有个不喝酒的朋友听说以后，一脸诧异关切地问我："这样下去没事吗？"我这才意识到原来边做饭边喝酒竟不是寻常事。

如今，我的酒量虽然不及年轻时，但吃晚饭时还是会毫不迟疑地准备好酒，一把年纪偶尔也喝得烂醉失忆，我离酒精依赖症是不是真的只有一步之遥了呢？

之所以会有这种担忧，也可能是因为我身边有朋友得了酒精依赖症，早早地丢了性命。这个朋友做完食道癌手术后，虽然被医生明令禁止喝酒，却还是大白天就拿加冰威士忌当水喝。爱妻一再告诫也不管用，结果刚五十岁就去世了。

这个例子虽然是个案，可因为管不住自己、喝酒越来越多而烦恼不已的人想必不在少数。为解这些酒友之忧，我带着酒精依赖症有哪些可怕之处、到哪一步就算酒精依赖症等问题，采访了成增厚生医院东京酒精医疗综合中心的垣渕洋一主任[①]。

依赖症 109 万人，预备军 980 万人！

我先向垣渕医生询问了下现状。当前国内究竟有多少人患有酒精依赖症呢？

"根据日本厚生劳动省研究小组 2013 年的调查，酒精依赖症患者估计有 109 万人左右，'预备军'也即饮酒过量人群（高危人群）估计有 980 万人左右。"

我听后大吃一惊。酒精依赖症患者多达 109 万人虽然也令人震惊，但更让我没想到的是，饮酒过量的高危人群居然有接近 1000 万人！[②]垣渕医生还说，近来患酒精依赖症的女性也越来越多。这下我更忐忑

---

① 成增福利医院东京酒精医疗综合中心主任。

② 根据日本厚生劳动省研究小组的调查，如果将日均饮酒量超过 40 克纯酒精的男性、超过 20 克的女性设定为"高危人群"，那么，饮酒过量的人将多达 1089 万人。

不安了，担心自己会不会也是其中的一员。

"酒比妻子重要！"酒精依赖症患者可怕的状态

多达 109 万人的酒精依赖症患者究竟处于一种什么样的状态呢？垣渊医生为我做了如下说明。

"不能以'饮酒量超过多少'来简单定义酒精依赖症。是否患有酒精依赖症并没有一个明确的数值，这要视每个人的生活环境而定。比起饮酒量，更重要的是看喝酒是否引起身体疾病、精神疾病、暴力、家庭不和、无故缺勤等诸多问题，并且在出现问题后，当事人是否放任事态发展，无视医生、上司、家人等周围人的忠告，喝酒仍然不加节制。"

垣渊医生说，诊断是否患有酒精依赖症时可以参考 WHO（世界卫生组织）制定的"ICD-10"（《国际疾病分类》第 10 版）酒精依赖症诊断标准。

诊断标准具体有"有强烈的饮酒欲望""难以控制何时开始和结束饮酒以及饮酒量""戒酒或减少酒量时出现戒断症状""产生明显危害后仍继续饮酒"等 6 个项目，如果一年之内同时出现上述三种情况，并且持续一个月以上或反复出现，则可以确诊为酒精依赖症。①

垣渊医生还说，实际诊断是否患有酒精依赖症时，除询问本人以外，还会向患者的家人和朋友来了解有哪些问题。问题极其严重时，不用对照诊断标准即可确诊为酒精依赖症。

---

① 详情请参考久里滨医疗中心网站主页。

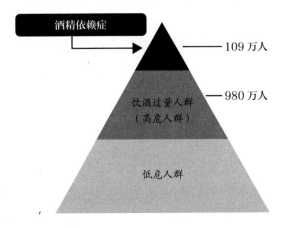

酒精依赖症以及高危饮酒人群的推算值

酒精依赖症 —— 109万人

饮酒过量人群
（高危人群） —— 980万人

低危人群

根据厚生劳动省研究小组 2013 年的调查推算得出。诊断酒精依赖症依据的是"ICD-10"诊断标准。高危饮酒人群是指每天摄入纯酒精超过 60 克的人。

"找我看病的很多都是夫妻。我亲眼见过有妻子问戒不了酒的丈夫'我和酒，谁更重要？'，丈夫毫不迟疑地回答是酒。来这里的人，基本都是需要立即住院的重度酒精依赖症患者。而且，不难想象，走到这一步的话基本都会离婚。酒精依赖症患者离婚率很高也是广为人知的。"

酒大过妻子……我虽然不是专业人士，也能看出这有很大问题。据垣渕医生说，酒精依赖症患者中，喝到妻离子散仍不肯戒酒的大有人在，也有人喝到被公司开除、没有收入靠救济生活，最终孤零零地死去。

太可怕了……高危人群一定得在酿下大错前悬崖勒马啊。不，不对，高危人群要努力降级、先成为低危人群才是正道。

每天喝 3 合以上清酒的人要注意了

接下来再看哪些人属于酒精依赖症的预备军（高危人群）。

"比如，经常大量饮酒，公司体检查出肝功能指标（γ-GTP）偏高后，一段时期喝酒有所节制，数值降下来后，很快又越喝越多，这种人就属于高危人群。他们可能长期患有酒精性肝炎，但工作顺利、家庭和睦，并没有什么特别严重的问题。

这些人虽然距离酒精依赖症只一步之遥，却也不到必须马上戒酒的地步。不过，对他们来说，接受一些专业指导，学习如何减少酒量还是很有必要的。"

从 980 万这个数字也可以看出，高危人群绝不在少数。垣渊医生说，上班族里这样的人比比皆是。垣渊医生还说，每日酒精摄入量的警戒线是纯酒精 60 克。

"一般来说，饮酒少于 20 克纯酒精（1 合清酒或 1 瓶中瓶啤酒）可算适量（对日本男性来说），属于低危人群。饮酒量越大，危害越大。饮酒量超过 60 克时，很可能出现饮酒问题，而这时也就不得不认真考虑控制酒量了。专家把它称为'60 克壁垒'，意味着酒精摄入量一旦超过 60 克，就会出现诸多问题。"

60 克纯酒精相当于 3 合日本清酒，对广大酒友来说可没多少。但是，一旦超过这个量，就算当前没有问题，身体也无大碍，将来患酒精依赖症的风险却会很高，属于"酒精依赖症的预备役"。

顺便提一句，许多在公司上班的职场人士 γ-GTP 值都高于 300。①

---

① 日本体检学会发布的《体检结果查看方法》把 γ-GTP 超过 101 视为异常。

"这是某学会发表的一个大型企业健康管理工作室的案例。这家公司原本计划为职工体检中 γ-GTP 值超过 300 的员工分别做健康指导，但是，由于 γ-GTP 值超过 300 的人数太多，做不过来，只好把标准改成 500。γ-GTP 超过 200 属于超标，超过 500 则属于严重超标。可见，许多普通上班族也都是酒精依赖症的预备役。"

另外，据说住院治疗的酒精依赖症患者当中，还有不少人的肝功能指标超过了 4000。

可以用酒精使用障碍筛查量表进行测试

看到这里，不少酒量好的酒友也有些忐忑不安吧。我也不例外，心里直担心自己会不会也是酒精依赖症……有一个简单的检测饮酒状态的方法大家可以一试，看看自己是否属于酒精依赖症或者预备役。

"首先，可以使用 WHO 研发的 AUDIT（《酒精使用障碍筛查量表》）或久里滨医疗中心的 KAST（《久里滨式酒精依赖症筛查测试量表》）来做个测试。虽然无法用于诊断病情，但是至少可以了解问题的严重程度。"厚生劳动省、大型酿酒厂的网站主页都有《酒精使用障碍筛查量表》，检测方法非常简单（详见下页表）。

我也立马试着检测了一下。一共有 10 个问题，要求回答过去一年中平时的饮酒情况，几分钟便能做完。我的得分是 7 分，虽然远比想象中低，可……

"9 分以下是低危人群，10—19 分是高危人群（预备军），20 分以上则可能患有酒精依赖症。当然，这些仅可作为参考。"

酒精使用障碍筛查量表

①饮用含酒精饮品的频率如何？	
0	从不
1	每月少于1次
2	每月2—4次
3	每周2—3次
4	每周4次以上

②喝酒一般会喝多少？（1合日本清酒相当于2杯）	
0	1—2杯
1	3—4杯
2	5—6杯
3	7—9杯
4	10杯以上

③一次6杯以上的饮酒频率如何？	
0	没有
1	每月少于1次
2	每月1次
3	每周1次
4	每天或几乎每天

④在过去一年中，是否有过开始喝酒后很难停下来的情况？	
0	没有
1	每月少于1次
2	每月1次
3	每周1次
4	每天或几乎每天

⑤在过去一年中，是否曾因为饮酒导致不能完成正常情况下可以做完的事情？	
0	没有
1	每月少于1次
2	每月1次

3	每周 1 次
4	每天或几乎每天

⑥在过去一年中，是否有过喝多后第二天早上得再喝点酒才能恢复正常的情况？

0	没有
1	每月少于 1 次
2	每月 1 次
3	每周 1 次
4	每天或几乎每天

⑦在过去一年中，是否曾在饮酒后感到自责、有罪恶感？

0	没有
1	每月少于 1 次
2	每月 1 次
3	每周 1 次
4	每天或几乎每天

⑧在过去一年中，是否有过因为饮酒而想不起前一天晚上事情的经历？

0	没有
1	每月少于 1 次
2	每月 1 次
3	每周 1 次
4	每天或几乎每天

⑨你本人或其他人是否因你饮酒受过伤？

0	没有
2	有，但不是在过去一年中
4	过去一年中有过

⑩是否有亲人、朋友、医生或其他健康工作者对你的饮酒问题表示担心，劝你少喝点？

0	没有
2	有，但过去一年中没有
4	过去一年中有过

本表引自日本厚生劳动省的相关网站。饮酒量的计算方法如下：1合清酒 =2 杯，一瓶大瓶啤酒 =2.5 杯，1 杯双份兑水威士忌 =2 杯，1杯兑热水烧酒 =1 杯，1 杯葡萄酒 =1.5 杯，1 小杯梅酒 =1 杯。

减少饮酒量，首先要从"可视化"做起

如果不想落得如此悲惨下场，预备军就得悬崖勒马，设法减少饮酒量，从高危人群转为低危人群。那具体应该怎么办呢？

垣渕医生建议，无论是酒精依赖症患者还是预备军，都应该通过"饮酒量可视化"来控制酒量。

"控制酒量关键在于做好记录，使饮酒量成为看得见的数字。比如，可以将以下 5 个项目制成表格，每天进行记录。这 5 项分别是：①目标饮酒量；②喝了什么酒、喝了多少；③是否达成目标（用○或 × 标记）；④是否留出休肝日（连续 2 天）；⑤有无运动。

"而且，制好表格后，把目标告诉周围的人也很重要。这样一来，众目睽睽之下便不好轻言放弃。让妻子等家人监督填表也是个行之有效的办法。另外，定期体检的 γ-GTP 结果也可以记录在表格上。"

垣渕医生还说，提前想好通过控制酒量想获得什么也很重要。目标可以是改善 γ-GTP 值，也可以是修复夫妻关系，什么都行。"总之，设定一个奖赏犒劳自己达成目标即可。"

不切实际的目标往往是反弹的根源

那么，目标饮酒量应该设定在多少呢？

垣渊医生说："不切实际的目标往往是反弹的根源。"每天摄入酒精超过 60 克的人，不可能一下子就减到 20 克。先把目标设定为 40 克，达成目标一段期间后，再减为 30 克，如此循序渐进才更合理，也更现实。

"这和减肥是一个道理。通过记录饮酒量，可以清楚地把握自己饮酒的实际情况。而且，还可以得到家人的帮助。有许多人就是通过做饮酒记录才重获健康的。"

有研究针对特定保健指导对象中 AUDIT 测试结果在 10 分以上或每周饮酒超过 21 杯（一杯相当于 10 克纯酒精）的 55 名男性进行调查，开展 3 次集体教育，并让他们记录 6 个月内生活习惯（饮酒习惯）后发现，饮酒量、腰围、体重、舒张压、ALT、γ-GTP 都明显下降，好胆固醇（HDL）也显著增加。另外，代谢综合征与预备军的总人数也从 49 人（89.1%）减少至 31 人（56.4%）。

用垣渊医生的话说，酒精依赖者患者"大多顽固执拗，听不进别人的话。要不然，早在来医院之前就听人劝，节制酒量甚至把酒戒了"。不过，既然有数字说话效果这么明显，再顽固的人可能也愿意一试吧。我也觉得这个办法应该能行。

预防酒精依赖症还有没有其他注意事项呢？

"饮酒习惯的形成一般会经历如下几个阶段。先是特殊场合才喝的'机会饮酒'，再到没有重大事件平常也喝的'习惯饮酒'，最后到不分场合的'强迫饮酒'。风险最低的是'机会饮酒'。晚酌则是一种

'习惯饮酒'。饮酒量不见增长，也没造成明显危害，可是，不喝酒却总感觉少点什么。如果出现这种情况，则很可能产生'常规量依赖'，属于中等风险。再往后，开始找孤单、假期、失眠等各种各样的借口喝酒，酒量越来越大，喝酒时间也越来越长时，则可能成为高危人群，积重难返。"

看来，假期里大白天就开始喝酒的我也得引以为戒啊……

为了不让人生惨淡收场，自觉饮酒过量的人，可以通过记录饮酒情况，把握现状，一点一点地减少酒量，争取早日把每天纯酒精的摄入量减至 20 克以下。说了一大堆，不妨先用 AUDIT 做个测试。

监修后记：人生须尽欢……

　　这是一本分量十足、芳醇四溢的书。在深入采访多位专家的基础上，本书收罗了大量目前已知的有关饮酒和健康的信息，堪称同类作品之佼佼者。

　　上网一搜就会发现，网络上到处都是出处不明、复制粘贴的信息，还有不少是保健品广告，真是鱼龙混杂、真假难分。

　　如今，不仅限于饮酒，人们要想获取健康知识，必须得有一定的专业素养才行。在这种环境中，能有这样的"良心之作"实在是难能可贵。

　　二战以后，伴随着日本经济的增长，酒精消费量曾一度持续上涨，20世纪90年代以后趋于停滞状态，2000年以来，人均酒精消费量开始下降。虽然女性饮酒量仍处于上升趋势，但是男性尤其是年轻人的饮酒习惯已经发生了很大变化。

背后的原因多种多样，比如互联网的普及、娱乐和通信手段的多样化、健康意识的提高、传统职场聚餐的减少等等。其中，关于饮酒与健康的关系，尤其是对饮酒会给健康带来危害的认识日益增进，一定也起了很大作用。

这本书就酒精和疾病之间的关系、饮酒可能带来的积极影响、身体负担较小的饮酒方法等问题进行了探讨。

读完全书以后，作为医生的我，更加深刻地认识到"饮酒可能致病的危害性"。相关结论大多来自大规模观察性研究，从科学角度来讲证据质量很高。

另一方面，饮酒有益于健康的结论，主要来自细胞实验或小规模研究，而且大多虽然称"可能有益健康"，却还处于"尚有争议"的阶段，证据质量较差是不可否认的事实。

虽然也有研究提出著名的"J曲线效应"，认为少量饮酒可以降低患心血管疾病的风险，但总体来说，饮酒的危害仍然显而易见。换算成纯酒精的话，每日饮酒摄入不超过20克可谓适量。

对众多酒友来说，这个标准似乎稍显苛刻。不过，至少根据目前掌握的知识来看，我们可以得出的结论是，若为健康着想，饮酒量还是要控制在很小。

而且，饮酒对身体的影响因人而异，差别很大。决定酒精代谢酶活性的基因各不相同，再加上体型、性别、年龄等因素的影响，确实没有一个统一的标准可以一概而论。

另外，人生本就伴随着各种各样的风险。如果是想要排除一切风险追求健康长寿的零风险主义者，那么则不建议饮酒。不过，大多数人甘愿冒一定风险及时行乐，因此，只要避开太大的风险即可。

对于甘冒一定风险、以求酒中之乐的人来说，这本书可以帮助他们界定"多大的风险在可承受范围之内"。

并不是所有人都得过零风险的人生。而且愿意承担"健康风险"，也意味着会随时关注自己的健康问题。定期检查、留心体检结果等及时察觉身体求救信号的方法有很多。

此外，各位专家指出的问题并没什么特别新奇的东西。比如，膳食营养要均衡，盐分摄入要控制，要注意补充水分，当心摄入过多热量引起肥胖，适当运动。喝酒的同时不要吸烟，以防烟酒的协同效应使得伤害加倍。饮酒要适量，最好特意留出不喝酒的日子（既是休肝日，也是休脑日），以防对酒精产生依赖。

如果照做以后，还是查出肝功能指标异常，就只能进一步减少酒量甚至戒酒了。虽然都是些老生常谈，但是，只要一步一步付诸实践，诸位酒友便可以"健康无忧"地享用美酒。

这份"酒中之乐"，我们可得好好珍惜啊。

前自治医科大学附属埼玉医疗中心

消化内科、艾伯维有限责任公司

肝脏专家浅部伸一

被采访人员名单

松岛成志（Matsushima Masashi）

东海大学医学院内科学系消化内科教授

1985 年毕业于东京大学医学院。先后担任公共昭和医院消化内科实习医生、东京大学医学院旧第一内科助理，1996 年赴密歇根大学担任研究员。回国后在东海大学工作，历任消化内科讲师、副教授，之后加入东海大学医学院附属东京医院担任副院长、肝病消化中心主任。2013 年成为消化内科教授。2014 年担任附属东京医院院长。2016 年进入东海大学医学院附属医院。

浅部伸一（Asabe Shinichi）

前自治医科大学附属埼玉医疗中心消化内科副教授

1990 年从东京大学医学院毕业后，先后就职于东京大学附属医院、虎之门医院消化内科。在国立癌症研究中心从事肝炎病毒研究一段时间后，进入自治医科大学工作，随后赴美国圣地亚哥斯克利普斯研究所留学，进行肝炎免疫的研究。回国后，自 2010 年起，就职于自治医科大学附属埼玉医疗中心消化内科。现供职于艾伯维有限责任公司。专业是肝脏病学、病毒学。喜欢的酒类是葡萄酒、清酒和啤酒。

泷泽行雄（Takizawa Yukio）
秋田大学名誉教授

1932 年出生于长野县。1962 年毕业于新潟大学研究生院医学研究科，获医学博士学位。1964 年留校任学院副教授，1973 年就职于秋田大学医学院，担任教授。1995 年出任国立水俣病综合研究中心主任、顾问，秋田大学名誉教授。多年研究清酒与健康的关系，著有《一天两合清酒之养生法》等。

柿木隆介（Kakigi Ryusuke）
自然科学研究机构生理学研究所教授

1978 年从九州大学医学院毕业后，先后就职于本校医学院附属医院（内科、神经内科）和佐贺医科大学内科。1985 年至 1987 年间，赴伦敦大学学院医学院留学，回国后就职于佐贺医科大学。1993 年，任冈崎国立共同研究机构（现自然科学研究机构）生理学研究所教授。

楠山敏行（Kusuyama Toshiyuki）
东京嗓音诊所院长

从庆应义塾大学医学院毕业后，就职于庆应义塾大学医学院耳鼻喉科学教室。曾任国际医疗福祉大学东京嗓音中心副主任。2010 年创办东京嗓音诊所品川耳鼻喉科。日本耳鼻喉科学会认证专家，日本气管食道学会专家。日本嗓音医学和言语医学协会理事，东日本嗓音外科研究会发起人。同时，他还是国立音乐大学音乐学院外聘教师（声学）。

林松彦（Hayashi Matsuhiko）
庆应义塾大学医院血液净化透析中心主任、教授

1977年毕业于庆应义塾大学医学院。毕业后在芝加哥大学医学院内科任研究员。1991年担任庆应义塾大学医院内科（肾脏、内分泌、代谢科）门诊部主任医师，2001年升任该科室主任。2009年任中央透析室主任，被聘为本校教授。日本内科学会综合内科专家，日本肾脏学会肾脏专家、指导医师，日本透析医学会专家、指导医师，日本初级保健联合学会认证医师、指导医师。

林博之（Hayashi Hiroyuki）
涩谷DS诊所涩谷院院长

医学博士。毕业于东京慈会医科大学。曾任东京厚生年金医院门诊部主任医师。2005年，开办医疗瘦身专科医院涩谷DS诊所。担任院长将近10年，是减肥专家。致力于立足医学、不会反弹的正确减肥方法的普及。

津金昌一郎（Tsugane Shoichiro）
国家癌症研究中心、社会与健康研究中心主任

医学博士。1981年毕业于庆应义塾大学医学院，随后进入研究生

院医学研究科学习公共卫生学。主任研究员，长期从事日本人饮食、饮酒、吸烟等生活习惯与癌症等疾病之间关系的多目标队列研究。著有《有科学依据的最新癌症预防法》等。

樋口进（Higuchi Susumu）

国立医院机构久里滨医疗中心院长

1979年毕业于东北大学医学院。先后任职于山形县长井市立综合医院、庆应义塾大学医学院精神神经科学教室，1982年加入国立疗养所久里滨医院（现国立医疗机构久里滨医疗中心）。1987年任精神科主任医师。1988年赴美国国立卫生研究院（NIH）留学。1997年任国立疗养所久里滨医院临床研究部部长，之后升任副院长，2012年开始担任现职。兼任日本酒精相关问题学会理事长、WHO研究和培训合作中心主任、WHO专家咨询委员（负责药物依赖和酒精问题）、国际酒精医学生物学会（ISBRA）前理事长。

垣渊洋一（Kakibuchi Yoichi）

成增厚生医院东京酒精医疗综合中心主任

1990年毕业于筑波大学研究生院。后来留校继续深造，取得医学博士学位。早年在筑波大学附属医院实习，2002年加入成增厚生医院。除临床工作以外，还在日本精神科看护技术协会、地方保健所、自助小组等机构担任讲师。监修《自我保健系列：如此与酒相处》等书籍的编写。兼任关东酒精相关问题学会理事、饮酒健康障碍对策基本法推进协会副代表。

大越裕文（Okoshi Hirofumi）

航仁会渡航医学中心西新桥诊所理事长

1981 年毕业于东京慈惠会医科大学。实习结束后，担任东京慈惠会医科大学第一内科助教。之后历任华盛顿大学研究员、日本航空健康管理室主席医师，2008 年起任现职。出光兴产、共同通信、迅销公司产业医师。兼任日本渡航医学会理事、日本宇宙航空环境医学会评议员、JAXA 以人为对象的研究开发伦理委员会委员、日本产业卫生学会代议员、NPO 健康旅游振兴机构监事、东京慈惠会医科大学外聘教师。

古川直裕（Furukawa Naohiro）

川崎医疗福祉大学医疗技术学院临床营养学教授

1979 年担任川崎医科大学助教，1997 年升任讲师，2007 年起任现职。专业领域有"消化管运动、消化液分泌的自主神经调控机制""引起呕吐的神经机制"等。目前主要从事消化管运动的生理学研究。社会兼职有日本生理学会评议员等。

沟上哲也（Mizoue Tetsuya）

国立国际医疗研究中心临床研究中心流行病学与预防研究室主任

1988 年毕业于产业医科大学医学院。历任产业医科大学产业生态科学研究所助教、九州大学研究生院医学研究院（预防医学）副教授，2006 年担任国立国际医疗中心研究所（流行病学统计研究室）主任。2017 年 4 月起任现职。主要研究领域：生活习惯病的流行病学研究、国际学校保健、产业保健等。

清水京子（Shimizu Kyoko）

东京女子医科大学消化内科副教授

1984 年进入东京女子医科大学消化内科工作，1991 年赴美国罗切斯特大学留学，2009 年起任现职。专攻胰胆疾病、急性胰腺炎、慢性胰腺炎、自身免疫性胰腺炎、胰腺囊性病、胰腺癌的诊断和治疗。兼任日本胰腺学会评议员、日本胰腺疾病研究财团理事、日本消化疾病学会（专家、指导医生、财团评议员、关东分会评议员）。

中村清吾（Nakamura Seigo）

昭和大学医学院乳腺外科教授、昭和大学医院乳腺中心主任兼临床遗传医疗中心主任

1982 年毕业于千叶大学医学院。同年进入圣路加国际医院外科进修。1997 年赴美国 MD 安德森癌症中心进修。2005 年 6 月担任圣路加国际医院乳腺中心主任、乳腺外科部长，2010 年 6 月起任现职。兼任日本外科学会理事、日本乳腺癌学会理事长。

堀江重郎（Horie Shigeo）

顺天堂大学研究生院医学研究科泌尿外科教授

1985 年毕业于东京大学医学院。在美国得克萨斯州考取美国医师执照。回国后进入国立癌症研究中心工作，2003 年成为帝京大学医学院泌尿科主任教授。自 2012 年起，被聘任为顺天堂大学研究生院泌尿外科教授。日本泌尿科学会指导医师。兼任日本 Men's Health 医学会、日本抗衰老医学会理事长。著有《最强男科，让你生气勃勃》《抑郁症？不，你只是男性荷尔蒙不足》等。

吉野一枝（Yoshino Kazue）

妇产科医生、临床心理咨询师

1993 年毕业于帝京大学医学院。1995 年进入东京大学医学院妇产科学教室工作。先后就职于母子爱育会爱育医院、长野红十字会医院、藤枝市立综合医院，2003 年创办吉野女性诊所。兼任 NPO 法人女性医疗协会副理事长、"关注性与健康女性专家协会"运营委员。曾作为更年期与女性荷尔蒙专家受邀参加 NHK 晨间资讯节目的录制。

须见洋行（Sumi Hiroyuki）

仓敷艺术科学大学名誉教授

医学博士。1974 年修完德岛大学医学部研究生院课程，历任九州大学理学部科学（生化学）研究员、芝加哥迈克尔里斯研究所文部省驻外研究员，1982 年任宫崎医科大学生理学副教授，1997 年任仓敷艺术科学大生命科学部教授、系主任。冈山丹贝协会会长。作为研究纳豆为主的发酵食品功能性、本格烧酒成分具有的纤溶活性的第一人而广为人知。

佐藤充克（Sato Michikatsu）

山梨大学研究生院葡萄酒科学研究中心客座教授

从东北大学农学院毕业后，入职美露香公司。先后任职于东京大学农学院、加利福尼亚大学戴维斯分校，担任美露香酒类研究所主任，从事红葡萄酒、多酚物质的研究。历任 NEDO 酒精事业本部研发中心主任、山梨大学研究生院葡萄酒科学研究中心葡萄酒人才培养基地特任教授、山梨县果树试验场客座研究员。发表多篇关于葡萄酒以及多酚物质的论文。

若月佐惠子（Wakatsuki Saeko）

福光屋开发本部店铺事业部部长

曾担任某服装品牌的店铺经理，2004 年加入福光屋，担任新店"SAKE SHOP 福光屋玉川店"店长。2010 年，担任"SAKE SHOP 福光屋东京中城店"店长，负责开业筹备工作。2014 年起担任现职。

阿野泰久（Ano Yasuhisa）

麒麟研发本部健康技术研究所研究员

2012 年修完东京大学研究生院农学生命科学研究科博士课程，主要研究卡蒙贝尔奶酪预防痴呆症的效果等食品的健康功效。2014 年获得日本兽医学会兽医学奖励奖。2016 年获得内阁府 ImPACT "Healthcare Brain 挑战"优秀奖。

佐藤干（Sato Miki）

新桥睡眠心理诊所院长

医学博士。1997 年从东京慈惠会医科大学毕业后，留校工作。2003 年至 2010 年就职于该校附属医院本院精神科门诊部，负责睡眠障碍等精神科领域疾病的诊疗。睡眠学专业，主要从事过度睡眠症（发作性睡病等）、失眠症、睡眠节律紊乱等疾病的临床治疗和研究，采用认知行为疗法治疗失眠症。2010 年取得失眠症治疗研究领域的博士学位，同年创办新桥睡眠心理诊所。

饭岛久志（Iijima Hisashi）

千叶县药剂师会药事信息中心主任

1994 年毕业于日本大学药学院，药剂师、博士（药学）。曾经担任千叶县药剂师会药事信息中心主任研究员，2007 年起担任现职。兼任日本医药品信息学会理事、日本药剂师会临床·流行病学研究推进委员会副委员长。持有针灸师、传染性废弃物安全处理推动者等资格证书，为推动区域医疗合作，提高医疗水平，积极开展调查，研究对策措施。

山本龙生（Yamamoto Tatsuo）

神奈川齿科大学教授

修完冈山大学齿学研究科课程以后，历任冈山大学牙科学院助教（预防性牙科）、美国得克萨斯大学生物医学研究所客座研究员、冈山大学牙科学院附属医院讲师，后担任现职。专业领域：社会牙科学、社会流行病学、预防牙科学、口腔卫生学、口腔保健学。曾获得第 8 届国际牙周病学会 John O Butler 奖、日本口腔卫生学会学术奖等。

梅村敏（Umemura Satoshi）

横滨劳灾医院院长、横滨市立大学名誉教授

1975 年从横滨市立大学医学院毕业后，被聘为美国克瑞顿大学医学院高血压研究所副教授，1998 年担任横滨市立大学内科学第二讲座教授，2008 年任医学院院长，2010 年担任附属医院院长，2012 年担任横滨市立大学学术院医学群长。2016 年 4 月起担任现职。著有《如何预防和战胜高血压》等。

图书在版编目（CIP）数据

饮酒与健康 ／［日］浅部伸一监修；［日］叶石香著；
武琼译．—上海：上海三联书店，2022.9
ISBN 978-7-5426-7721-1

Ⅰ.①饮… Ⅱ.①浅… ②叶… ③武… Ⅲ.①酒－关
系－健康 Ⅳ.① R163.3

中国版本图书馆 CIP 数据核字（2022）第 099320 号

饮酒与健康

监　　修／［日］浅部伸一
著　　者／［日］叶石香
译　　者／武　琼
责任编辑／程　力
特约编辑／苏雪莹
装帧设计／鹏飞艺术
监　　制／姚　军
出版发行／上海三联书店
　　　　　（200030）中国上海市漕溪北路331号A座6楼
邮购电话／021-22895540
印　　刷／山东临沂新华印刷物流集团有限责任公司
版　　次／2022年9月第1版
印　　次／2022年9月第1次印刷
开　　本／640×960　1/16
字　　数／91千字
印　　张／15.75

ISBN 978-7-5426-7721-1/R · 122
定　价：38.80元

著作权合同登记号　图字：09-2022-0205 号